Strophanthin

EBERHARD J. WORMER

STROPHANTHIN

Comeback eines Herzmittels
Die Ouabain-Strophanthin-Story

KOPP VERLAG

1. Auflage August 2015
2. Auflage: Februar 2017
3. Auflage Dezember 2022

Umschlaggestaltung: Guter Punkt GmbH & Co. KG, München
Satz und Layout: opus verum, München
Fachlektorat: Dr. med. Erich Wutzke

ISBN: 978-3-86445-229-1

Abbildungen
Umschlagmotiv: © kolubo / Thinkstock
Wikimedia: Idobi (23), Jensflorian (25), Pinus (33), Andrew Swan Watson, Edinburgh (46), Stefan Dornbusch (57), www.melhorn.de/Kern/index.htm (69), Bourgery (86), Haplochromis (106), Armin Kübelbeck (107), Martin Bahmann (108), Stan Shebs (110), Olegivvit (111), Marco Schmidt (113), stickpen (114), Wildfeuer (115), Edgar181 (120 unten), Klaus Hoffmeier (123), Science Museum/Science & Society Picture Library (136).
Fotolia: Emer (109).
Alle weiteren Abbildungen: Archiv Eberhard Wormer.

Gerne senden wir Ihnen unser Verlagsverzeichnis
Kopp Verlag
Bertha-Benz-Straße 10
D-72108 Rottenburg
E-Mail: info@kopp-verlag.de
Tel.: (0 74 72) 98 06-10
Fax: (0 74 72) 98 06-11

Unser Buchprogramm finden Sie auch im Internet unter:
www.kopp-verlag.de

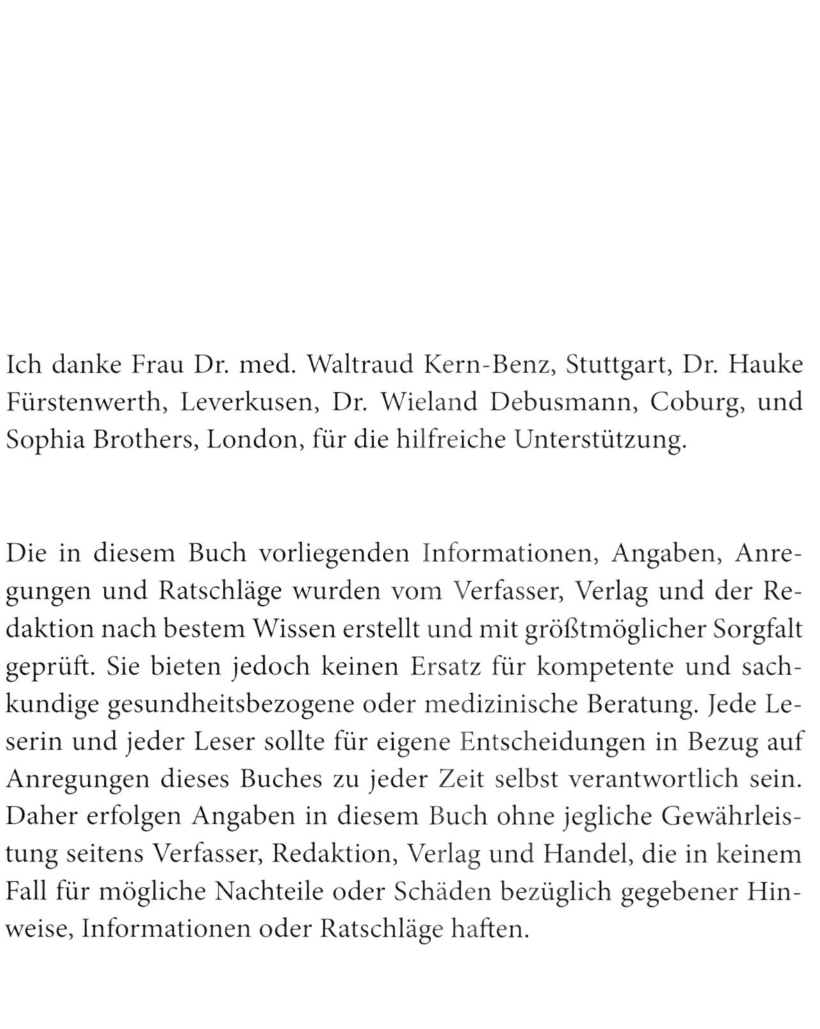

Ich danke Frau Dr. med. Waltraud Kern-Benz, Stuttgart, Dr. Hauke Fürstenwerth, Leverkusen, Dr. Wieland Debusmann, Coburg, und Sophia Brothers, London, für die hilfreiche Unterstützung.

Inhalt

Vorwort

Strophanthin? Meine erste Begegnung mit diesem geheimnisvollen Herzmittel liegt einige Jahrzehnte zurück. Mitte der 1980er-Jahre war ich als praktischer Arzt auf Hausbesuchen in Nürnberg unterwegs. Ich erinnere mich daran, dass ab und zu Strophanthin bei älteren Patienten zum Einsatz kam. Mein Chef war Hausarzt mit Leib und Seele, im besten Sinne ein Arzt »alter Schule«, bodenständig und pragmatisch. Über Digitalis wusste ich damals einigermaßen Bescheid. Aber Strophanthin?

Später verschwand Strophanthin komplett aus meinem Gedächtnis. Es war irgendwie nicht mehr vorhanden – nicht in der breiten Öffentlichkeit und nicht bei meinen Ärztekollegen. Als Medizinjournalist bekam ich dann jahrelang gebetsmühlenartig Informationen über die Segnungen der modernen Herzmittel zu hören: Lipidsenker, ACE-Hemmer, Calciumantagonisten und dergleichen mehr. Keine Spur von Strophanthin in der Kardiologie.

Die Herzmedizin gehörte 20 Jahre lang zu meinen Schwerpunktthemen. Ich habe mehrere Bücher für medizinische Laien und für das Fachpublikum verfasst sowie unzählige Artikel über Herz-Kreislauf-Erkrankungen und deren mögliche Behandlung. Ich habe unzählige Pressekonferenzen von Pharmaherstellern sowie zahlreiche nationale und internationale Herzkongresse besucht. Weder dort noch in meinen eigenen Veröffentlichungen spielte Strophanthin jemals eine Rolle. Funkstille – seit 30 Jahren. Führt Strophanthin etwa ein Schattendasein, abseits und unbemerkt vom Mainstream der Medizin?

Strophanthin und Digitalis sind die Herzmittel der ersten Stunde der modernen Medizingeschichte. Darauf sollte die Kardiologie zu Recht stolz sein. Mit Strophanthin beginnt auch die Geschichte der wissenschaftlich fundierten, klinischen Therapie, das heißt der genaueren Prüfung von Wirkungen und Nebenwirkungen von Medikamenten, die bei Patienten angewendet werden. Mehrstufige Arzneimittelprüfungen sind heute Standard. Es gibt also keinen Grund, dieses wichtige Kapitel der Herzmedizin auszublenden, zu missachten oder gar totzuschweigen. Im Gegenteil. Es mehren sich die Anzeichen, dass insbesondere Strophanthin der Auftakt zu einem nächsten, neuen Kapitel der Herzmedizin sein könnte. Selbst die etablierte Kardiologie muss heute zugeben, dass die jahrzehntelang propagierten Herzmedikamente die Erwartungen nicht erfüllt haben.

Wer sich mit Strophanthin beschäftigt, wird mit einer Geschichte von wahrhaft epischem Ausmaß belohnt. Eine überaus spannende Saga. Wir begegnen Jägern und Sammlern, Abenteurern, Handlungsreisenden und Geschäftemachern, Agenten und Informanten, Kriegern und Schamanen, Missionaren und indigenen Stämmen, Forschern und Ärzten. Wir treffen im tiefsten afrikanischen Dschungel verschollene Reisende und Urwaldärzte. Bioprospektoren und Kolonialisten sind hier unterwegs, auf der Jagd nach Profit – vergiftete Pfeile und Gewehrkugeln, ein Blutbad.

Strophanthin war das Objekt der Begierde, eine exotische Kostbarkeit. Aufstrebende Pharmaunternehmen wollten sich das nicht entgehen lassen. Wir treffen sendungsbewusste Ärzte, die dem Wohl der Herzkranken verpflichtet waren. Wir erleben medizinische Erfindungen, Erfolge und Niederlagen des Herzmittels Strophanthin. Wir treffen Ärzte, die Verbrechen gegen die Menschlichkeit begangen haben. Wir treffen Widerstandskämpfer und Nazi-Parteigänger, die nach dem Krieg Karriere machten. Es geht um Leben und Tod. Jeder Mensch hat nur ein Herz.

Dieses Buch ist der Versuch einer Bestandsaufnahme von Strophanthin. Es soll einen Beitrag dazu leisten, den Wert und das Potenzial von Herzglykosiden, insbesondere von Strophanthin, wieder sichtbar zu machen. Strophanthin ist kardiologische Kulturgeschichte. Strophanthin ist ein hochinteressantes Forschungsthema. Zehntausende Studien haben sich damit beschäftigt. Strophanthin könnte auch ein Herzmittel sein, von dem Patienten mit Herzinsuffizienz heute mehr denn je profitieren würden.

Dieses Buch ist kein leichtes Unterfangen. Ärzte sind üblicherweise an anderen Informationen interessiert als medizinische Laien. Demnach bestand meine Aufgabe darin, beide Interessen angemessen zu berücksichtigen. Ein schwieriger Spagat. Viele Herzkranke und engagierte Ärzte wollen sich nicht mit der Ächtung von Strophanthin abfinden – zu Recht! Glykoside wie Strophanthin müssen ihren berechtigten Platz in der Herztherapie behalten. Sie dürfen nicht aufgrund von Marktinteressen großer Pharmaunternehmen und der zugehörigen Ärztelobby einfach beiseitegeschoben werden. Tendenzen dieser Art sind immer wieder bemerkbar.

Es trifft oft pflanzliche Arzneimittel sowie altbewährte Medikamente, die keine großen Gewinne für Hersteller versprechen. Beispiele sind etwa der Versuch, das günstige Gichtmittel Colchicin in den USA mit trickreichen Vorschriften »auszubooten« oder ein pflanzliches Antimalariamittel durch eine Desinformationskampagne vom Markt fernzuhalten. Es gibt viele Strategien, die der eigenen Marktmacht dienen. Dagegen muss man sich wehren.

Strophanthin ist in der Ärzteschaft so gut wie unbekannt. Somit könnte dieses Buch auch ein wenig Fortbildung für Ärzte sein, was Herzglykoside betrifft. Die Strophanthin-Geschichte berührt die verschiedensten Wissensbereiche: Botanik, Biologie, Chemie, Pharmazeutik, Physiologie, Toxikologie, Molekularbiologie, experimentelle Medizin, klinische Therapie, Politik-, Kultur- und Sozialgeschichte. Ich erwarte nicht, dass jeder Leser alles verstehen wird – das kann ich nicht einmal von mir selbst erwarten. Es geht darum zu zeigen, dass Strophanthin ein wertvolles Mittel für Herzkranke ist – und eine faszinierende Substanz. Es darf keinesfalls einfach »aufgegeben« werden.

Herzglykoside müssen angesichts der unverändert hohen Sterblichkeit der Herzinsuffizienz als Chance für den Fortschritt einer Therapie zum Wohl der Patienten wahrgenommen werden. Die kardiologische Rehabilitation von Strophanthin wäre wünschenswert. Das Comeback für Strophanthin ist der erste Schritt.

Dieses Buch ist allen Patienten mit Herzinsuffizienz gewidmet – von Herzen.

Dr. med. Eberhard J. Wormer

Es gibt nur eine Heilkraft, und das ist die Natur!

Arthur Schopenhauer
(1788–1860)

Du vertraust dem Latein der Ärzte?
Sieh lieber hin, wie es wirklich aussieht
und was die Erfahrung lehrt!

Michel de Montaigne
(1533–1592)

Es ist Arznei, nicht Gift, was ich dir reiche.

Gotthold Ephraim Lessing
(1729–1781)

Was ist Strophanthin?

Strophanthin ist der Sammelbegriff für herzwirksame Substanzen (Herzglykoside), die in der Natur (Pflanzen, Tiere) vorkommen. Der Name ist von den griechischen Wörtern *strophe* (στροφή = »Wendung, Schlängelung«) und *anthos* (ἄνθος = »Blüte«) abgeleitet – eine Anspielung auf die vorzugsweise in Afrika heimischen Schlingpflanzen der Gattung Strophanthus aus der Familie der Hundsgiftgewächse *(Apocynaceae)*. Samen dieser Pflanzen enthalten Strophanthin. Oftmals wird Strophanthin fälschlich *Strophantin* ohne zweites h geschrieben.

Ein Herzglykosid

Strophanthine werden wie die bekannteren Digitaliswirkstoffe üblicherweise zu den Herzglykosiden gezählt. Hierunter versteht man Substanzen, die die Schlagkraft des Herzens erhöhen (positiv inotrop) und den Herzschlag verlangsamen (negativ chronotrop). Solche Stoffe kommen in verschiedenen Pflanzen und Tieren vor. Herzglykoside sind organische Naturstoffe, Verbindungen aus einem Steroidgrundgerüst plus ungesättigtem Lactonring und mehreren Zuckern. Steroide sind fettlösliche Stoffe (Lipide), die biochemisch auch für Vitamine und Hormone von Bedeutung sind.

Der chemische Wirkstoff ohne Zuckerkomponente wird Genin oder Aglykon genannt. In Bezug auf das gemeinsame Merkmal des fünfgliedrigen Lactonrings (γ-Lacton) spricht man auch von Cardenolid-Glykosiden (griech. *kardia* = Herz).

- Das Cardenolid/Aglykon von g-Strophanthin ist g-Strophanthidin (Ouabagenin).
- Das Cardenolid/Aglykon von k-Strophanthin ist k-Strophanthidin.

- Digitoxin ist das Cardenolid-Glykosid des Roten Fingerhuts *(Digitalis purpurea)*, sein Aglykon heißt Digitoxigenin.
- Digoxin ist in den Blättern des Wolligen Fingerhuts *(Digitalis lanata)* enthalten. Sein Aglykon heißt Digoxigenin.

Ein Naturstoff

In der Natur findet man Herzglykoside in Blättern, Samen und Zwiebeln vieler Pflanzen: Fingerhut, Oleander, Maiglöckchen, Adonisröschen, Meerzwiebel und Strophanthus. Die pflanzlichen Glykoside sind Abwehrstoffe gegen Fressfeinde. Im Tierreich fungieren sogenannte Bufadienolide in der Haut einiger Krötenarten als Abwehrgift. Herzglykoside sind traditionell medizinisch zur Behandlung von Erkrankungen sowie als Pfeilgifte für die Jagd oder als tödliche Waffe bei Stammeskonflikten eingesetzt worden. Die für Herzwirkungen bedeutsamsten Strophanthine sind g-Strophanthin und k-Strophanthin.

- g-Strophanthin enthalten vor allem die Art *Strophanthus gratus* sowie Pflanzen der Gattung *Acokanthera* wie *Acokanthera oblongifolia, A. oppositifolia/ouabaio* und *A. schimperi.* International hat sich für g-Strophanthin der Begriff *Ouabain* durchgesetzt (g-Strophanthin = Ouabain). Der Begriff Ouabain (gesprochen: »Wabain«) ist vom afrikanischen Ouabaio-Baum *(Acokanthera oppositifolia/ouabaio)* abgeleitet, dessen Rinde und Wurzeln g-Strophanthin enthalten.
- k-Strophanthin wird aus den Samen der Art *Strophanthus kombé* gewonnen.
- Weitere Strophanthine sind e-Strophanthin (aus *Strophanthus eminii*) und h-Strophanthin (aus *Strophanthus hispidus*).

Ein Medikament

Die Wirkung von Strophanthin auf das Herz wurde 1859 von dem schottischen Arzt John Kirk (1832–1922), der an der Expedition von David Livingstone (1813–1873) in Süd-Ost-Afrika teilnahm, zufällig entdeckt. Er brachte Strophanthus-Samen nach England mit. Der Pharmakologe Thomas R. Fraser (1841–1920) erforschte die Eigenschaften und mögliche Anwendungen von Strophanthin. 1885 veröffentlichte er seine Ergebnisse im *British Medical Journal* und beschrieb eine aus einem alkoholischen Extrakt hergestellte Strophanthin-Tinktur. Schon Fraser bemerkte deutliche Unterschiede zwischen den Herzglykosiden Digitalis und Strophanthus. In Europa entwickelte sich Strophanthin rasch zu einem vielversprechenden Herzmedikament, das insbesondere Beschwerden von Patienten mit »schwachem Herz« (Herzinsuffizienz) günstig beeinflusst.

1905 stellte der deutsche Arzt Albert Fraenkel (1864–1938) die intravenöse Anwendung von Strophanthin bei Herzinsuffizienz vor. Man kann hier durchaus von einem Meilenstein der Medizin sprechen. Der Internist Ernst Edens (1876–1944) beschäftigte sich systematisch mit der Anwendungspraxis von intravenösem Strophanthin. Er stellte gleichfalls Wirkungsunterschiede im Vergleich zu Digitalisglykosiden fest und erweiterte das Anwendungsspektrum von Strophanthin: Angina pectoris, koronare Herzkrankheit, Behandlung und Vorbeugung des Herzinfarkts sowie Therapie von akuter und chronischer Herzinsuffizienz.

Seit 1945 entwickelte der Stuttgarter Internist und Kardiologe Berthold Kern (1911–1995) die Strophanthin-Therapie weiter, vor allem die orale Anwendung von g-Strophanthin bei Herzkrankheiten (Herzinsuffizienz, Angina pectoris, Herzinfarkt-Prophylaxe). Die klinische Anwendung oraler Strophanthin-Präparate erwies sich als äußerst erfolgreich.

In den 1970er-Jahren waren in Deutschland mehr als zwei Dutzend Strophanthin-Präparate als Herzmedikamente auf dem Markt.

Dennoch geriet die Strophanthin-Therapie zunehmend ins Abseits. Auch Digitalis gilt heute mehr oder minder als überholt und wird nur noch ergänzend empfohlen. Seit 2011 ist die Zulassung des letzten Strophanthin-Präparates (Strodival-Kapseln) erloschen.

Das war gestern. Was ist Strophanthin/Ouabain heute?

Ein Forschungsthema

Ouabain/Strophanthin wird intensiv erforscht. Die Wissenschaftsdatenbank *PubMed* listet mehr als 22 000 Einträge zum Stichwort »Ouabain«. Die experimentelle Forschung benutzt Ouabain in der Regel hochkonzentriert als Hemmsubstanz der Natrium-Kalium-Pumpe, kurz Natriumpumpe – ein in der Zellmembran verankertes Protein/Enzym (Natrium-Kalium-ATPase) vermittelt den Transport von Natriumionen (Na^+) aus der Zelle und von Kaliumionen (K^+) in die Zelle. Natriumionen sind im Extrazellularraum, Kaliumionen im Intrazellularraum vorherrschend. Als Treibstoff für den aktiven Ionenaustausch gegen das Konzentrationsgefälle zwischen Zelle und Extrazellularraum dient Adenosintriphosphat (ATP). Das Konzentrationsgefälle ist zur Aufrechterhaltung der Zellintegrität lebenswichtig.

Die Natriumpumpe ist auch ein membranständiger Rezeptor (Andockstelle) der Herzmuskelzelle für Herzglykoside. Erreichen Glykoside im Blut den Natriumpumpen-Rezeptor, docken sie dort an der Zellmembran an und lösen unterschiedliche Vorgänge in der Zelle aus.

Digitalisglykoside und Ouabain/Strophanthin (in hohen Konzentrationen) hemmen den Ionentransport. Dadurch steigt indirekt die intrazelluläre Calciumkonzentration. Die Kontraktion von Muskelzellen verstärkt sich. Ouabain/Strophanthin stimuliert in niedriger Konzentration die Natriumpumpe. Dies wird als Erklärung für die günstige Wirkung von Strophanthin bei Angina-pectoris-Beschwerden aufgefasst (bei Digitalis nicht zu beobachten).

Die Forschung beschäftigt sich zudem unter anderem mit Ouabain als möglichem körpereigenem Hormon sowie mit der Rolle von Ouabain als Signalüberträger auf zellulärer und molekularer Ebene.

Ein Hormon

1991 haben amerikanische Forscher Ouabain/Strophanthin aus menschlichem Plasma isoliert. Seitdem sieht es so aus, als ob Ouabain ein körpereigenes (endogenes) Hormon ist. Damals dachte man, den körpereigenen Hemmstoff der Natriumpumpe gefunden zu haben. Man spekulierte, dass viele Herz-Kreislauf-Erkrankungen (z. B. Bluthochdruck, Herzinsuffizienz) demzufolge durch erhöhte Ouabain-Konzentrationen im Blut verursacht würden. Jüngste Forschungsergebnisse, die mit hochsensiblen Analyseverfahren erzielt wurden, legen jedoch nahe, dass es sich bei den mit Immunanalytik bislang im Blut nachgewiesenen Substanzen nicht um Ouabain handelt. Das letzte Wort ist hier noch nicht gesprochen.

Ein Herzschutzfaktor

Trotz moderner Herz-Kreislauf-Medikamente wie Betablocker, ACE-Hemmer oder AT1-Rezeptorantagonisten sind die Behandlungserfolge bei Herzinsuffizienz und Herzinfarkt überschaubar geblieben. Mehr als die Hälfte der Herzinsuffizienz-Patienten stirbt innerhalb von vier bis fünf Jahren. Eine kausale (ursächliche) Therapie des Leidens fehlt.

Im Gegensatz zu Digitalis zeigte Ouabain in zahlreichen Studien Eigenschaften, die es eigentlich als ideales Mittel zur Behandlung der Herzinsuffizienz qualifizieren. Hierzu gehört neben der schwach ausgeprägten herzkraftsteigernden Wirkung vor allem die Hemmung der sympathischen Aktivierung. Bei Herzleiden ist regelmäßig der sympathische Anteil des vegetativen (autonomen) Nervensystems überaktiv. Stresshormone wie Adrenalin finden sich vermehrt im Blut. Sympathikus-Überaktivierung ist ein Kennzeichen sämtlicher Herz-Kreislauf-Risikofaktoren (Übergewicht, Rauchen, Bluthochdruck u.a.) – und ein Sterblichkeitsfaktor. Ouabain/Strophanthin hemmt die Sympathikusaktivität und stimuliert die vegetative Dämpfung via Parasympathikus (Vagusaktivierung).

Eine weitere herzschützende Wirkung von Ouabain ist die Verbesserung des Stoffwechsels im Herzmuskel. Durch die vegetative Übererregung kommt es zum erhöhten Energieverbrauch bzw. zum Energiemangel im Herzen. Durchblutungsstörungen (Ischämie), meist mit Sauerstoffmangel verbunden, verschlechtern den Stoffwechsel der Herzmuskulatur zusätzlich. Forschungsergebnisse seit den 1930er-Jahren belegen, dass Strophanthin den Herzmuskel resistent gegen Sauerstoffmangel macht (ischämische Präkonditionierung). Dies beobachtete bereits der Kliniker Ernst Edens bei Angina-pectoris-Patienten. Ouabain ermöglicht offensichtlich eine Erhaltung der Energiereserven. Labor- und Tierstudien ergaben, dass Ouabain organschützende Signalkaskaden in Zellen aktiviert.

Kennzeichen der Herzinsuffizienz sind erhöhte Sympathikusaktivität, erhöhte Adrenalinspiegel (Katecholamine) im Blut, exzessiver Sauerstoffverbrauch des Herzmuskels, erhöhte Gefäßkontraktion und Durchblutungsstörungen sowie die Verschiebung des Gewebe-pH-Werts in den sauren Bereich. Ouabain/Strophanthin bremst die Sympathikusaktivität, fördert die Insulinsekretion, stimuliert den Zuckerstoffwechsel und die Glykogensynthese, erhöht die (anaerobe) Gewinnung von Energie aus Lactat. All dies trägt dazu bei, dass der Herzmuskel Energiemangel besser bewältigen kann. Zudem wirkt Ouabain Blutdruck-»normalisierend«. Die Erfahrungen der Strophanthin-Anwendung in der Praxis bestätigen diese günstigen Wirkungen: Behandelte Patienten berichteten von einer allgemein belebenden Wirkung, von erhöhter Aktivitäts- und Leistungsbereitschaft, Stressabbau und besserer Stimmung.

Eine Option für Herzpatienten

Angesichts von mehr als 100 Jahren Strophanthin-Therapie und den guten Erfahrungen mit dem Mittel bei Herzpatienten fragt man sich schon, warum es derzeit weltweit kein zugelassenes Strophanthin-Präparat mehr gibt. Über die Gründe der Ablehnung von Strophanthin durch die klinische Medizin kann man nur spekulieren. Man muss keine Verschwörungstheorien bemühen. Strophanthin und auch Digitalisglykoside sind für die Kardiologie ganz einfach »altmodisch«, »out«, »uninteressant« bzw. »vergessen« – zugunsten von gewinnträchtigen Lipidsenkern, ACE-Hemmern & Co? Könnte sein. Die jahrzehntelange erfolgreiche Anwendung des bewährten Herzmittels wird schlicht ignoriert. Wo bleiben die Patienten, die von Strophanthin profitieren würden?

Immerhin ist das Thema Ouabain/Strophanthin durch rege Forschungstätigkeit international präsent. Und die Anzeichen, dass man es hier mit einer vielversprechenden Substanz zu tun hat, mehren sich. Da trotz moderner Cholesterin- und Blutdrucksenker die Häufigkeit von Herzinfarkten und Schlaganfällen nicht wesentlich zurückgegangen ist, könnte auch ein ethisches Problem für die Medizin und die Ärzteschaft entstehen: Kann man Patienten ein Herzmittel, das sich bereits seit Langem in der Praxis bewährt hat und ein hohes Wirkungspotenzial aufweist, auf Dauer vorenthalten? Könnte es sein, dass »die Zeit kommen wird, in der das Versäumnis einer rechtzeitigen Strophanthin-Therapie als ärztlicher Kunstfehler eingestuft wird« – wie Ernst Edens einst prophezeite?

Ein Arzneimittel, dessen Gift- und Heilwirkung wie bei Herzglykosiden dosisabhängig nahe beieinanderliegen, gehört in die Hand des verantwortungsbewussten Arztes. Das Desinteresse der Kardiologie an Strophanthin verhindert bislang, dass man diese Option insbesondere für Herzinsuffizienz-Patienten nutzen kann. Die rezeptpflichtige Strophanthin-Therapie wird derzeit in Deutschland nur noch von wenigen interessierten Ärzten praktiziert. Strophanthin gibt es nur in Form von Präparaten aus der Eigenherstellung in Apotheken (Defektur-Arzneimittel).

Was gebraucht wird, ist ein orales Strophanthin-Präparat zur Einnahme (Tabletten/Tropfen), das eine verlässliche Qualität in Bezug auf Wirkung und Anwendungssicherheit aufweist. Das deutsche Startup-Unternehmen *Cornavita* hat sich das Ziel gesetzt, ein solches Präparat zu entwickeln. Somit gibt es berechtigte Hoffnung für die Wiedergeburt des Herzmittels Strophanthin. Es ist an der Zeit, dass wir Strophanthin zurückbekommen.

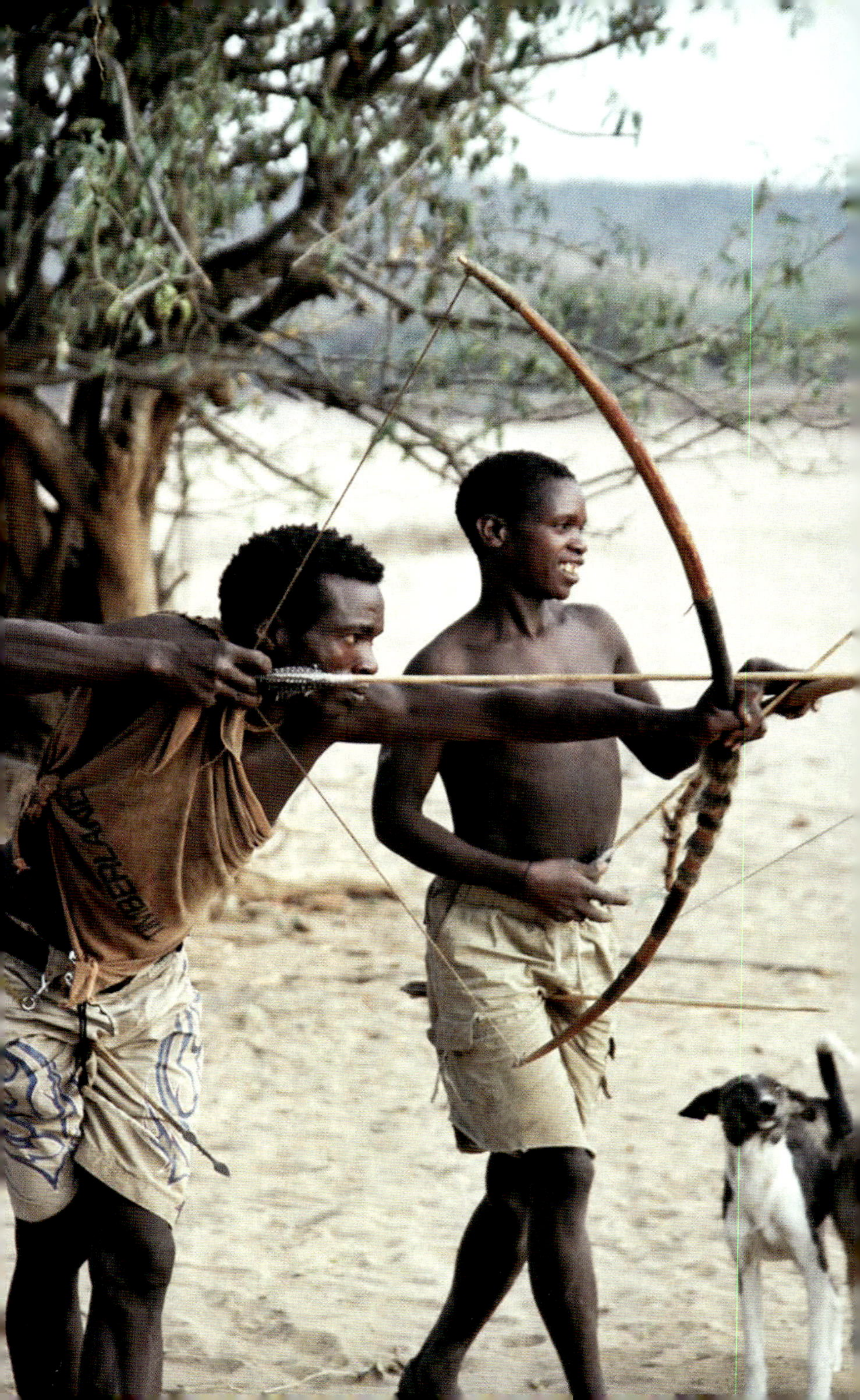

Fingerhüte und Pfeilgifte

Alle Ding sind Gift und nit ohn Gift, allein die Dosis macht, dass ein Ding kein Gift ist.

Paracelsus, 16. Jahrhundert

Auf keine Arzneistoffe der Medizingeschichte trifft das Paracelsus-Sprichwort besser zu als auf die sogenannten Herzglykoside. Dass hier die tödliche Giftwirkung und Heileffekte eng beieinanderliegen, ist mittlerweile Allgemeinwissen.

Die meisten modernen Medikamente sind letztendlich Weiterentwicklungen von Inhaltsstoffen, die in Pflanzen vorkommen. Pflanzen haben im Verlauf von Jahrtausenden wirksame und komplexe Abwehrmechnismen gegen Schädlinge erfunden, um sich als sesshafte Gewächse einen Überlebensvorteil zu verschaffen. Herzwirksame Glykoside sind ein solcher Mechanismus, der hungrige Tiere davon abhält, die Pflanze zu fressen. Nimmt ein Mensch solche Pflanzenstoffe auf, bekommt er die Giftwirkung zu spüren. Bekommt er zu viel davon ab, kann das Gift sogar tödlich wirken. Andererseits haben geringe Mengen solcher Pflanzenstoffe Heilwirkungen. Beides trifft auf Digitalis und Strophanthus zu.

Die Arzneigeschichte von Digitalis und Strophanthus ist eng verknüpft. Bestandteile beider Pflanzen wirken in unterschiedlichem Ausmaß herzkraftverstärkend und wurden deshalb der Gruppe der Herzglykoside zugeordnet. Heute wissen wir, dass die Wirkprofile der Glykoside in beiden Pflanzen deutliche Unterschiede aufweisen.

Die Hadza im ostafrikanischen Tansania gehören zu den letzten verbliebenen Völkern, die noch heute als Jäger und Sammler leben. In Tansania ist Strophanthus kombé heimisch. Traditionell wurden Pfeilgifte im Osten und Westen Zentralafrikas für die Jagd benutzt – bei kriegerischen Konflikten kamen vergiftete Pfeile auch als tödliche Waffe zum Einsatz.

Steckbrief: Roter Fingerhut

Der Rote Fingerhut *(Digitalis purpurea)* gehört zur Gattung der Fingerhüte *(Digitalis)* in der Familie der Wegerichgewächse *(Plantaginaceae).* Alle Pflanzenteile sind hochgiftig. Der Verzehr von nur zwei Blättern kann tödlich wirken. *Digitalis purpurea* wurde erstmals 1753 durch Carl von Linné in *Species Plantarum* veröffentlicht.

Herkunft und Erscheinungsbild

Die zweijährige krautige Pflanze kommt bevorzugt in Westeuropa, auch im westlichen Südeuropa sowie Mittel- und Nordeuropa und in Marokko vor. Der Rote Fingerhut wächst an sonnigen oder halbschattigen Standorten (Waldwege/-lichtungen, gebirgige Kahlschläge). Er schätzt frische, kalkarme, saure und humusreiche Böden.
Im ersten Jahr treibt aus einer Grundrosette ein bis zu zwei Meter hoher, unverzweigter Stängel aus. Die bis 20 Zentimeter langen Laubblätter sind grundständig, lang gestielt und spiralig angeordnet. Viele Blüten bilden einen traubigen Blütenstand. Fünf purpurrot-violette Blütenblätter sind zu einer bis zu sechs Zentimeter langen fingerhutähnlichen Kronblüte verwachsen.

Inhaltsstoffe

Hauptinhaltsstoffe sind die Cardenolid-Glykoside Purpurea-Glykosid A und B. Entfernt man die Zuckermoleküle, erhält man Digitoxin (aus A) und Gitoxin (aus B). Das Steroid Digoxigenin findet man nur in den Blüten und Blättern des Roten und Wolligen Fingerhuts. Weitere Inhaltsstoffe sind Gitalin, Digitoxin, Gitoxin, Gitaloxin, Verodoxin und Ballaststoffe.

Medizinische Nutzung

Abbildungen der Pflanze tauchen bereits im Kräuterbuch von Leonhart Fuchs *(De Historia Stirpium Commentarii)* aus dem Jahr 1542 auf. Offenbar benutzte man Digitalis jahrhundertelang nur als Zusatz zu Wundsalben (z. B. *New London Dispensary,* 1682). William Withering entdeckte und beschrieb 1775 die entwässernde Wirkung von Digitalis bei Herzkranken mit Ödemen. Seit Mitte des 19. Jahrhunderts setzten Ärzte häufiger Digitalis ein, weil man die herzkraftstärkende Wirkung erkannt hatte. 1875 isolierte Oswald Schmiedeberg den Wirkstoff Digitoxin und weitere wirksame Alkaloide. Seit 1930 wird bevorzugt Digoxin aus dem Wolligen Fingerhut in kristallisierter Reindarstellung für die Herztherapie verwendet.

Im klassischen Sinn wäre Strophanthus deshalb nicht mehr als Herzglykosid zu bezeichnen [Fürstenwerth [3] 2014].

William Withering und Digitalis

Die Anwendung des Fingerhuts war in England im 17. und zu Beginn des 18. Jahrhunderts offenbar einigermaßen verbreitet. Blätter, Blüten und Salben sowie eine Digitalissalbe sind in einem Londoner Arzneibuch von 1722 aufgeführt. Auch ein Arzneibuch in Edinburgh von 1744 enthält den Fingerhut. In den nachfolgenden 30 Jahren schien das Interesse an Digitalis nachzulassen.

William Withering (1741–1799) war ein britischer Botaniker und Arzt. Er studierte Medizin an der schottischen Universität Edinburgh und arbeitete seit 1779 am *Birmingham General Hospital*. 1783 diagnostizierte er bei sich selbst eine Erkrankung an Tuberkulose. In der Hoffnung auf Besserung seines Leidens reiste er zweimal nach Portugal, vergeblich. Auf der zweiten Reise wurde das Schiff auf dem Weg nach England von Piraten attackiert.

1785 wurde Withering in die renommierte *Royal Society* aufgenommen und veröffentlichte seine berühmte Digitalis-Studie *An account of the fox-*

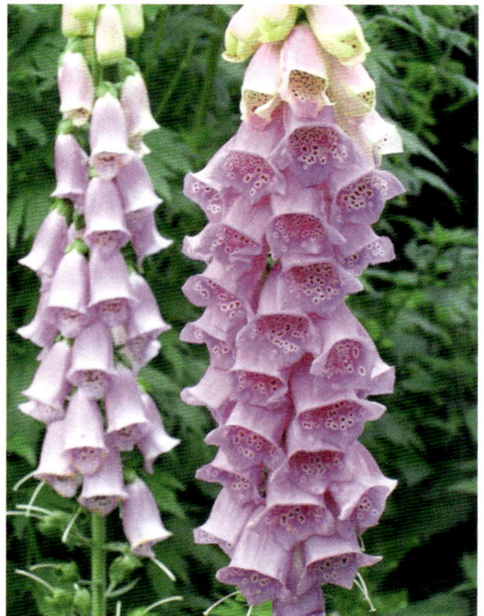

Fingerhut (Digitalis purpurea)

glove and some of its medical uses; with practical remarks on the dropsy, and some other diseases. Weitere Werke Witherings beschäftigten sich mit Themen aus der Medizin, Botanik, Geologie (Entdeckung des Bariumminerals Witherit) und Chemie.

Auf die medizinische Wirkung des Fingerhuts soll Withering dadurch aufmerksam geworden sein, dass er bei einer Person mit »Wassersucht«, die mit einer traditionellen Mischung 20 verschiedener Kräuter von »Mother Hutton« behandelt wurde, eine deutliche Besserung bemerkte. Er identifizierte als einzig wirksamen Bestandteil die Blätter des Roten Fingerhuts *(Digitalis purpurea).* 1775 bis 1784 untersuchte er bei mehr als 160 Patienten mit unterschiedlich ausgeprägter Wassersucht systematisch die entwässernde (diuretische) Wirkung von Digitalisblättern und anderen Pflanzenteilen. Er beschrieb auch therapeutische und toxische Wirkungen bei verschiedenen Dosierungen (Übelkeit, Erbrechen, Durchfall, Sehstörungen). Zudem bemerkte er das Phänomen der Anreicherung von Digitalis im Körper (Kumulation).

Withering beobachtete zwar die pulsverlangsamende Wirkung von Digitalis, erkannte aber nicht die typischen herzkraftstärkenden Effekte. In seinen Schlussfolgerungen schreibt er: »Sie übt auf die Bewegung des Herzens einen starken Einfluss aus, wie es bisher bei keiner anderen Medizin beobachtet wurde; und dieser Einfluss kann zu Heilzwecken benutzt werden.« Witherings Arbeit gilt als Musterbeispiel einer systematischen Therapiestudie der modernen klinischen Pharmakologie [Withering 1785/1963; Wray 1985].

Während Withering fast zehn Jahre lang Digitaliswirkungen sorgfältig untersuchte, bevor er eine Veröffentlichung wagte, hatte sein Kollege Erasmus Darwin weniger Skrupel. Darwin publizierte fünf Jahre früher als Withering eine Arbeit über die Digitalisanwendung, in vielen Fällen mit gefährlich hohen Dosierungen – ein frühes Beispiel eines akademischen Plagiats. Demgegenüber meldet sich im Vorwort von Witherings Studie der verantwortungsbewusste Arzt zu Wort: »Der Gebrauch des Fingerhuts breitet sich immer mehr aus, und es ist besser, die Welt erhält eine, wenn auch unvollkommene Anleitung aufgrund meiner Erfahrung, als dass Menschenleben infolge unrichtiger Anwendung aufs Spiel gesetzt werden, oder eine Medizin von großer Wirksamkeit als gefährlich und unbrauchbar getadelt und abgelehnt wird.« [Withering 1785/1963]

Im restlichen Europa stieß die Digitalistherapie auf ein geteiltes Echo. Es gab Befürworter und Gegner. Im deutschen Sprachraum wurde Digitalis seit Mitte des 19. Jahrhunderts zunehmend bei »Wassersucht« empfohlen. Der schwankende Wirkstoffgehalt und Unsicherheiten in Bezug auf die Dosierung erschwerten die Anwendung. 1845 isolierten zwei französische Wissenschaftler, Homolle und Theodore Ouevenne, ein Gemisch von drei verschiedenen »Digitaliskörpern«.

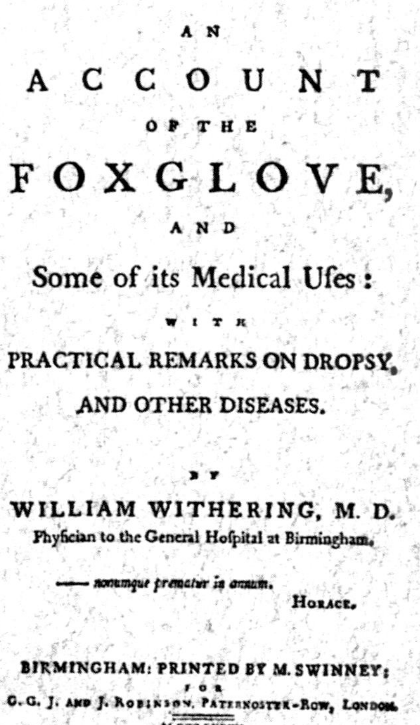

AN

ACCOUNT

OF THE

FOXGLOVE,

AND

Some of its Medical Uſes:

WITH

PRACTICAL REMARKS ON DROPSY,

AND OTHER DISEASES.

BY

WILLIAM WITHERING, M. D.

Phyſician to the General Hoſpital at Birmingham.

—— nonumque prematur in annum.

HORACE.

BIRMINGHAM: PRINTED BY M. SWINNEY;

FOR

G. G. J. AND J. ROBINSON, PATERNOSTER-ROW, LONDON.

M,DCC,LXXXV.

Titelblatt von William Witherings bahnbrechendem Bericht über den Fingerhut und seine medizinische Anwendung, *1785*

Dass Digitalis nicht nur entwässernd (harntreibend), sondern auch herzkraftstärkend wirkt, hatte der französische Arzt Drebeyne (1786–1867) herausgefunden. 1869 gelang dem französischen Chemiker Nativelle die Herstellung eines kristallisierten »Digitalins«, das noch im 20. Jahrhundert benutzt wurde. 1919 wurde ein Digitalisgemisch (»Gitalin«) unter dem Namen *Verodigen* für die Herztherapie vorgestellt. Seit 1930 stand zusätzlich das Glykosid Digoxin aus dem Wolligen Fingerhut *(Digitalis lanata)* in kristallisierter Reindarstellung als Herzinsuffizienz-Medikament zur Verfügung. Der Strophanthin-Pionier Ernst Edens kommentierte die Digitalis-Therapie 1937 so: »Die Digitalis ist in der Hand des Internisten, was das Messer in der Hand des Chirurgen ist.« [Edens 1948]

Trotz der Möglichkeit, wirkungsstabile Reinglykoside in der Herztherapie einzusetzen, zeigte die Erfahrung, dass es in der Praxis kaum gelang, Digitalis mit berechenbarer Wirkung nach »Schema F« erfolgreich anzuwenden. Im 20. Jahrhundert setzte sich die Erkenntnis durch, dass jedes Herz immer noch seine individuelle Digitalisdosis benötigt. Bis heute sind die Wirkmechanismen von Digitalis nicht genau bekannt. Demgegenüber weiß man über die Wirkmechanismen von Strophanthin erstaunlich viel.

John Kirk und Strophanthus

Es liegt in den Giftpflanzen nicht bloß kein Grund zum Tadel des Schöpfers vor, sondern vielmehr ein Anlass zu erhöhtem Dank, da das Erzeugnis, in welchem du nur Gefahr vermutest, ein wirksames Heilmittel für deine Gesundheit ist.

Ambrosius, 4. Jahrhundert

Strophanthus-Pflanzen aus Afrika gelangten wohl erst um 1800 nach Westeuropa. Der Schweizer Botaniker Augustin-Pyrame de Candolle (1778–1841) hatte in Paris Medizin und bei Georges Cuvier Biologie studiert. Später übernahm er Lehrstühle für Botanik an der naturwissenschaftlichen Fakultät in Montpellier und an der Universität Genf. Er zählt zu den bedeutendsten Botanikern seines Jahrhunderts.

De Candolle standen Exemplare der Strophanthus-Pflanze zur Verfügung, die er in einer Veröffentlichung 1804 beschrieb [de Candolle 1804]. Darin stellte er vier Strophanthus-Arten vor, drei aus Westafrika und eine aus Ostindien: *Strophanthus sarmentosus* (Sierra Leone), *Strophanthus laurifolius* (Afrika), *Strophanthus dichotomus* (Indien) und *Strophanthus hispidus* (Sierra Leone). Auch die Namensgebung stammt von de Candolle: griech. *strophein* = drehen und *anthos* = Blüte – wegen der bandartigen langen Blütenkronenzipfel, die tauartig gedreht erscheinen.

Mehr als 60 Jahre später fand eine Wiederbegegnung der besonderen Art mit der Strophanthus-Pflanze statt. Im März 1858 brach der bekannte Missionar und Forscher David Livingstone (1813–1873) zu seiner zweiten Afrikareise auf. Zuvor hatte er bereits den Lauf des

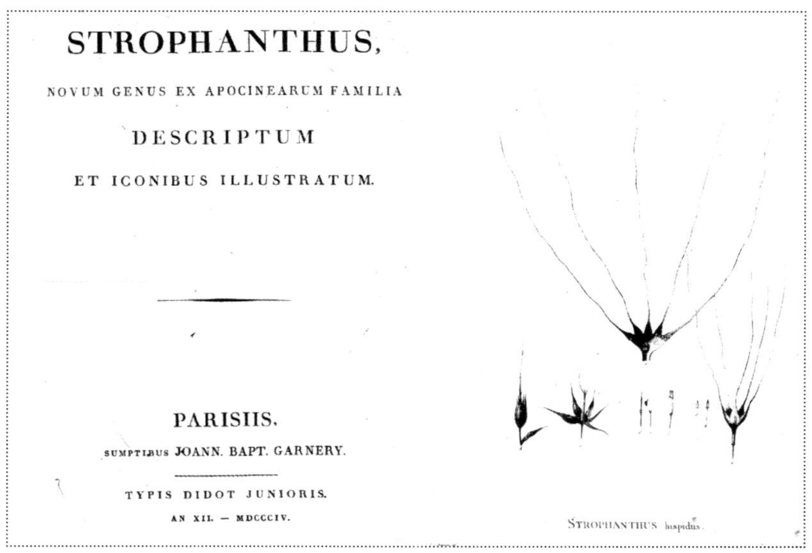
STROPHANTHUS,

NOVUM GENUS EX APOCINEARUM FAMILIA

DESCRIPTUM

ET ICONIBUS ILLUSTRATUM.

PARISIIS.

SUMPTIBUS JOANN. BAPT. GARNERY.

TYPIS DIDOT JUNIORIS.

AN XII. — MDCCCIV.

Strophanthus hispidus mit den charakteristischen Blütenkronzipfeln in der Beschreibung von de Candolle 1804

Sambesi und 1855 die Victoriafälle erkundet. Im Auftrag der britischen Regierung startete die Expedition erneut in Mosambik, um die Nebenflüsse des Sambesi zu erforschen. Livingstone sollte die einheimische Bevölkerung für den Landbau und die Kultivierung von Baumwolle gewinnen und gegen den Sklavenhandel agitieren. Die Mission blieb in beiden Bereichen erfolglos. Im Gefolge des Afrikareisenden befand sich der schottische Arzt und Naturwissenschaftler John Kirk.

John Kirk (1832–1922) studierte an der Universität Edinburgh Medizin und nahm anschließend als Arzt am Krimkrieg teil. Er begleitete ab 1858 die zweite Expedition Livingstones in Zentralafrika, musste aber 1863 wegen Gesundheitsproblemen vorzeitig nach Großbritannien zurückkehren. Kirk war Botaniker aus Leidenschaft und arbeitete seit 1866 als britischer Diplomat in Sansibar. Dort setzte er sich einerseits für das Verbot des Sklavenhandels ein, versuchte andererseits aber auch, den britischen Einfluss auf den Elfenbeinhandel in Ostafrika zu verstärken [Hokkanen 2012].

Am Malawisee berichteten Einheimische über ein Pfeilgift *(kombi, kombe, kombé, combé)*, das aus Strophanthus-Samen hergestellt wird. Kirk unternahm in diesem Zusammenhang einen unfreiwilligen Selbstversuch zur Wirkung von Strophanthus-Samen. In seinem Expeditionsbericht teilt Livingstone folgende Begebenheit mit: »In einem zufälligen Experiment mit sich selbst fand Dr. Kirk heraus, dass es [das Gift] pulsverlangsamend wirkt. In die Tasche, wo er seine Zahnbürste aufbewahrte, war ein wenig von dem Gift geraten. Als er sie benutzte, bemerkte er einen bitteren Geschmack … obwohl es nur eine winzige Menge war, zeigte sich sofort die Wirkung und der Puls, der wegen einer Erkältung erhöht war, verringerte sich.« [Livingstone 1865]

1863 brachte Kirk aus Afrika Exemplare von *Strophanthus kombé* für den königlichen botanischen Garten (*Kew Garden*) sowie mehrere Gefäße mit Strophanthus-Gift nach England mit, die er von einem Mitglied einer anderen englischen Expedition erhalten hatte. Man wusste damals auch, wie das Gift hergestellt wurde: Die Fruchtfollikel

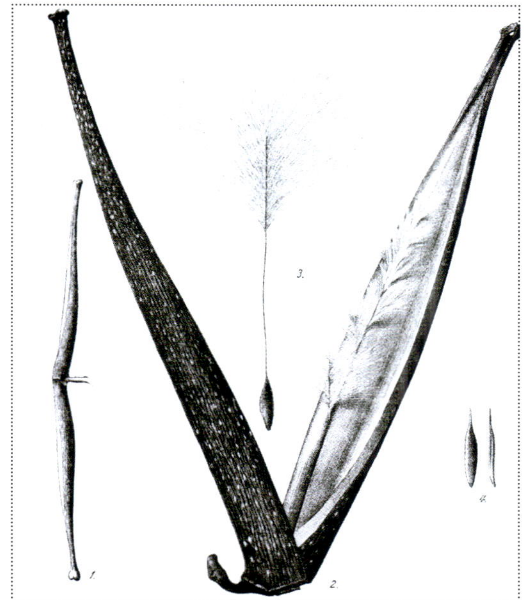

Spindelförmiger Doppelfollikel (links), geschlossen und geöffnet (Einzelfollikel) mit Samen von Strophanthus kombé. Damit die Samen nicht davon fliegen, werden die Früchte als Handelsware vor der Reife geerntet.

werden geöffnet, die Samen entnommen, zu einer feinen Masse zerrieben und mit Wasser zu einer klebrigen Masse verrührt, die auf Pfeilspitzen aufgetragen wird. 1865 beschrieben englische Forscher Kirks Mitbringsel als »Herzgift« mit vergleichbarer Wirkung wie »Digitalin«.

Vergiftete Pfeile und koloniale Geschäfte

Bei aller Begeisterung für die abenteuerliche »Entdeckung« eines neuen Herzmittels im afrikanischen Busch – es gibt nicht nur diese eine Strophanthin-Story! Es gibt auch afrikanische, kolonialpolitische und ökonomische Strophanthin-Geschichten. Wissenschaftlern und Ärzten aus Westeuropa blieben die Umstände und Bedingungen, die begehrten Samen zu bekommen, vielfach unbekannt oder sie wurden ausgeblendet.

Steckbrief: Strophanthus gratus

Strophanthus gratus gehört zur Gattung *Strophanthus* in der Familie der Hundsgiftgewächse *(Apocynaceae)*. Pflanzenteile und Samen werden in Afrika traditionell medizinisch und zur Herstellung von Pfeilgift benutzt. Die Samen enthalten das Glykosid g-Strophanthin. Es soll ca. 40 Strophanthus-Arten geben. In Nigeria, Kamerun und Gabun wird das Gewächs regional für den Export nach Europa kultiviert (1990: 2700 Tonnen pro Jahr) [Beentje 1982; Beentje 2015].

Herkunft und Erscheinungsbild

Das Lianengewächs klettert an Bäumen in Wäldern empor und ist in Liberia, Burkina Faso, der Elfenbeinküste, Ghana, Nigeria, Kamerun, Äquatorial-Guinea und Gabun, auch in Taiwan heimisch. Bevorzugte Standorte sind feuchte Wälder, Waldränder und Flussufer, von Meereshöhe bis in Höhenlagen von 650 Metern.

Die holzige immergrüne Schlingpflanze (Liane) kann in eine Höhe von bis zu 25 Metern wachsen, mit einem Stammdurchmesser von bis zu zehn Zentimetern. Die Zweige erscheinen dunkel- oder purpurfarben-bräunlich. Die duftenden Blüten fallen durch ein weißes Kronblatt auf, unten gelblich und oben rot oder purpur gefärbt, mit rosafarbenen Kronlappen. Der Blütenstand trägt mindestens drei Blüten. Die Pflanze blüht gegen Ende der Trockenzeit.

Die Früchte reifen während der Trockenzeit. Die reife Frucht besteht aus zwei Balgfrüchten, die an einem kräftigen Stiel ansitzen. Sie erreichen eine Länge von 20 bis 40 Zentimetern, unten bis zu vier Zentimeter dick. Ausgereift lösen sich die Früchte leicht vom Stiel, springen längs auf und geben die Samen frei. Die kahl erscheinenden, bräunlichen bis leuchtend gelben Samen sind breit und spindelförmig, an der Basis mehr oder weniger abgerundet. Die Samen sind elf bis 19 Millimeter lang, drei bis fünf Millimeter breit und einen Millimeter dick. Die Granne ist ein bis zwei, der behaarte Schopfteil vier bis fünf Zentimeter lang. Der Geschmack ist außerordentlich bitter. 1000 Samen wiegen 20 bis 30 Gramm.

Inhaltsstoffe

Hauptinhaltsstoff ist das Cardenolid-Glykosid Strophanthin (g-Strophanthin = Ouabain), das überwiegend in den Samen vorkommt. Samen enthalten vier bis acht Prozent eines Glykosidgemischs: 90 bis 95 Prozent Ouabain, Acolongiflorosid K, Strogosid (Strogogenin als Aglykon), Sarnovid, Sarmentoside. Die Blätter enthalten die Lignane Pinore-

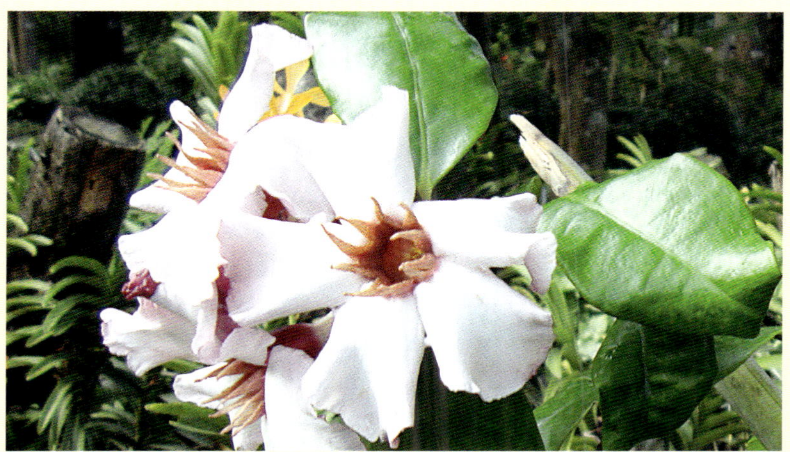

sinol, 8-Hydroxypinoresinol und Olivil. Saponine und Tannine (Rinde) sind weitere Inhaltsstoffe.

Medizinische Nutzung

In Afrika wird *Strophanthus gratus* traditionell als Heilpflanze bei zahlreichen Leiden eingesetzt. Mit dem Saft von Blättern und Wurzeln behandelt man Haut- und Schleimhauterkrankungen (Geschwüre, Abschürfungen, subkutane Parasiteninfektion). Stamm- und Blätterabkochungen werden als Mittel gegen Fieber, bei Durchfall und Ruhr, auch gegen Verstopfung eingesetzt. Wurzelzubereitungen verwendet man bei Geschlechtskrankheiten (Gonorrhoe, Syphilis) und bei Lebensmittelvergiftung. Aus Blättern stellt man in Sierra Leone ein Antidot gegen Schlangengift her (Schwarzköpfige Kobra). Die Wurzeltinktur dient als Aphrodisiakum.

Im Westen machte die zufällige Entdeckung der Herzwirksamkeit der Samen durch John Kirk (1863) Strophanthus bekannt. g-Strophanthin wurde von dem französischen Chemiker Arnaud 1888 aus *Strophanthus gratus* und dem Ouabaio-Baum isoliert. Im 20. Jahrhundert wurden g- und k-Strophanthine zu Präparaten für die Behandlung von Herzkrankheiten (Herzinsuffizienz, Angina pectoris, Arrhythmien u. a.) weiterentwickelt und bevorzugt in Deutschland sehr häufig eingesetzt.

Pfeilgift-Nutzung

Aus den Samen wurde traditionell ein Pfeilgift hergestellt. Der Wasserauszug gilt als hochgiftig.

Mit wenigen Ausnahmen waren die »Entdecker« des 19. Jahrhunderts nicht aus reiner Neugier oder Wissensdrang auf dem Schwarzen Kontinent unterwegs. Sie waren in der Regel Abgesandte von Interessengruppen und handelten auftragsgemäß. Es ging immer auch um die Ressourcen Afrikas, um territoriale Macht, um den Profit von Unternehmen oder staatlichen Institutionen der westlichen Welt. Im ausgehenden 19. Jahrhundert war die Suche nach neuen Arzneistoffen Bestandteil der kolonialen Expansion. Unter diesem Aspekt erscheint die Entdeckung von Alkaloiden und Glykosiden in Medizinpflanzen durchaus als kritisches, gelegentlich auch gewaltsames Geschehen [Osseo-Asare 2008; Hokkanen 2012].

Die Geschichte, wie aus einem afrikanischen Pfeilgift das Herzmittel Strophanthin wurde, ist eines der frühesten Beispiele transnationaler Bioprospektion: das Auskundschaften potenziell gewinnbringender Medizinpflanzen für außerafrikanische Märkte, die sich konsekutiv in profitable Arzneiprodukte verwandeln lassen. Als Bioprospektor fungierte damals John Kirk, Chefbotaniker der Livingstone-Expedition. Er erhielt nicht nur Anweisungen von Livingstone, sondern auch von *Kew Gardens*, dem botanischen Zentralinstitut des britischen Königreichs. Kirks Aufgabe war es, nützliche afrikanische Pflanzen zu identifizieren und einzusammeln. Pflanzen, die für kommerzielle Produkte geeignet und gewinnbringend erschienen: Färbe- und Faserstoffe, Gummi oder medizinische Pflanzen. Weitere Hauptakteure im Strophanthin-Netzwerk waren der »Strophanthin-Erfinder« Thomas Fraser (Arzt und Pharmakologe) als wissenschaftliche Instanz und der Pharma-Unternehmer Henry Wellcome (1853–1936) als Vermarkter – eine Interessengemeinschaft zum Vorteil aller Beteiligten.

Was ist mit den Interessen Afrikas? Sie sind bis heute nicht ausreichend berücksichtigt. Eine derartige Bioprospektion wird als ungerecht empfunden, weil der Profit oftmals außerhalb Afrikas gemacht wird. Zumindest damals in Westafrika leisteten die Einheimischen Widerstand gegen militärische und wissenschaftliche Eindringlinge und sorgten bis 1914 für das Ende des Strophanthus-Exports nach Europa [Osseo-Asare 2008].

Pfeilgift-Kultur

Pfeilgifte liefern nicht nur Substanzen für Heilmittel, sie sind auch eine indigene afrikanische Waffentechnologie. Die Rezepturen sind in der Regel »Geheimsache«. Zudem ist die Giftmischerei mit kulturellen Attributen und Aberglauben versehen. Man verriet den westlichen Bioprospektoren ungern, welche Pflanzen man benutzte, wo man sie findet und wie die Gifte zubereitet werden. Die wissenschaftliche Neugier hatte mit Fehlinformation und bewusster Irreführung zu kämpfen. Jedenfalls wussten die Europäer im 19. Jahrhundert wenig über traditionelle Giftwaffen und mögliche Gegenmittel bei Pfeilgift-Verletzungen. Die Erkundung von Strophanthus war eine konfliktträchtige Angelegenheit.

In Afrika wurden Strophanthus-Samen seit prähistorischen Zeiten zur Herstellung von vergifteten Pfeilen benutzt. Das Pfeilgift wirkt schnell und sogar geringe Mengen sind sehr toxisch. Gewöhnlich zerquetschte man einen einzigen Samen und schmierte die Masse auf eine Pfeilspitze, mit oder ohne Zusatz eines »Klebstoffs«. Die Pfeile wurden mit dem Blasrohr, mit einem Bogen, später auch mit Flinten abgeschossen. Erreichte das Gift die Blutbahn, starb ein Mensch innerhalb von 15 Minuten, bei einem Elefanten dauerte es länger. Bei erlegtem Wild wurde das Fleisch der Pfeilwunde ausgeschnitten. Pfeilgifte waren fast immer Mixturen verschiedener toxischer Stoffe. Die aktive Komponente des Gifts sind herzwirksame Glykoside (Ouabain, Sarmentogenin, Strophanthidin, Divaricosid u.a.), die den Herzschlag verlangsamen und eine tödliche Dauerkontraktion verursachen können. Als Gegenmittel gelten Tanninsäure, Essig oder eine Abkochung von Baobab-Rinde, die auf die Pfeilwunde aufgetragen wird.

In Westafrika wurden *Strophanthus hispidus* und *Strophanthus sarmentosus* lange Zeit kultiviert, um ausreichend Pfeilgift zur Verfügung zu haben. Seit 1920 versuchte die frühere Kolonialverwaltung die Pflanzen auszurotten und das Überleben der Arten schien gefährdet. Dem war nicht so: Als eine britische Expedition 1949 *Strophanthus sarmentosus* für die Cortison-Forschung benötigte, befahl der Emir von Katsina, in Nigeria Strophanthus-Follikel zu sammeln – in vier Tagen kamen 10 000 Follikel zusammen [Osseo-Asare 2008].

Ostafrika

Am 30. März 1859 kletterte Chefbotaniker John Kirk im südlichen Malawi am Ufer des Flusses Shire einen Baum hinauf, um ein Exemplar der giftigen Schlingpflanze *Strophanthus kombé* einzusammeln. Die einheimischen Mang'anja hatten sich geweigert, auf den Baum zu steigen. Nach etlichen absichtlichen Fehlinformationen gaben sie nun zumindest zu, dass diese Pflanze Pfeilgift enthielt. Immerhin waren die Mang'anja damals Angriffen der Yao und der Portugiesen ausgesetzt. Sie hatten kaum Feuerwaffen, weshalb Giftpfeile zur Verteidigung große Bedeutung hatten. Da einer der Häuptlinge Kirk wohlgesinnt war, überließ man ihm Exemplare von Strophanthus-Pflanzen und vergiftete Pfeile.

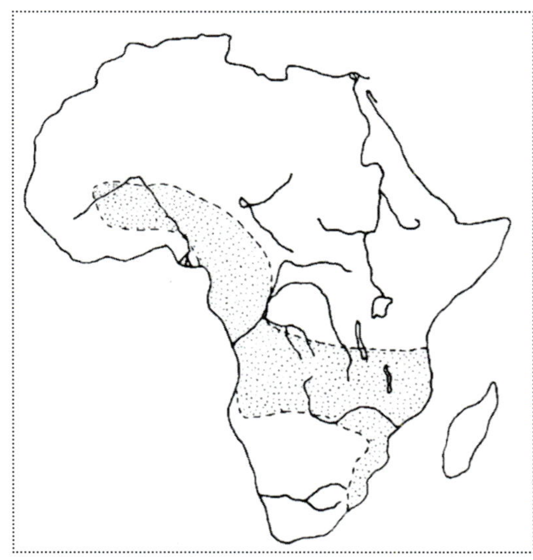

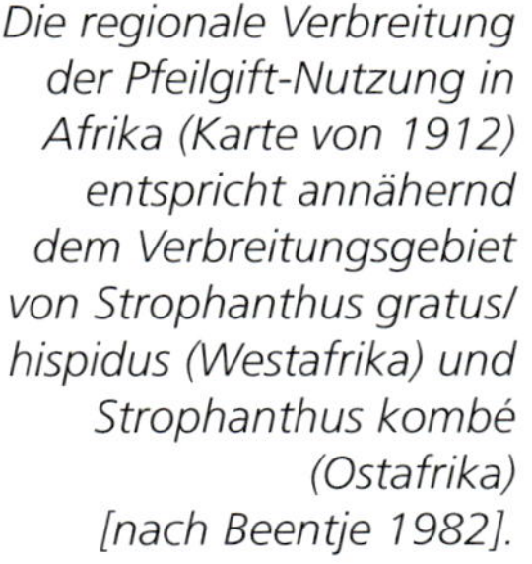

Die regionale Verbreitung der Pfeilgift-Nutzung in Afrika (Karte von 1912) entspricht annähernd dem Verbreitungsgebiet von Strophanthus gratus/hispidus (Westafrika) und Strophanthus kombé (Ostafrika) [nach Beentje 1982].

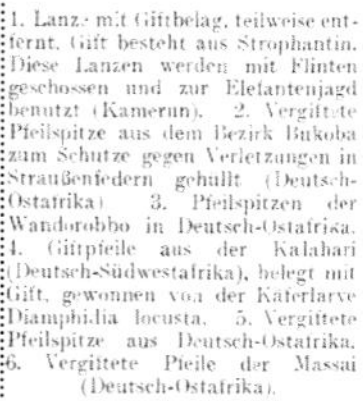

1. Lanze mit Giftbelag, teilweise entfernt. Gift besteht aus Strophantin. Diese Lanzen werden mit Flinten geschossen und zur Elefantenjagd benutzt (Kamerun). 2. Vergiftete Pfeilspitze aus dem Bezirk Bukoba zum Schutze gegen Verletzungen in Straußenfedern gehüllt (Deutsch-Ostafrika). 3. Pfeilspitzen der Wandorobbo in Deutsch-Ostafrika. 4. Giftpfeile aus der Kalahari (Deutsch-Südwestafrika), belegt mit Gift, gewonnen von der Käferlarve Diamphidia locusta. 5. Vergiftete Pfeilspitze aus Deutsch-Ostafrika. 6. Vergiftete Pfeile der Massai (Deutsch-Ostafrika).

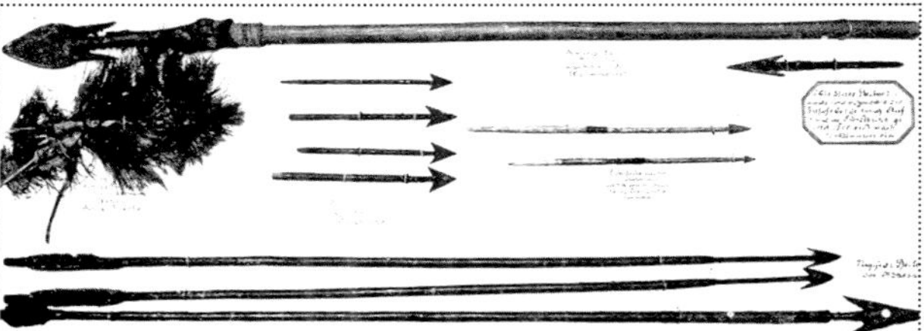

»Entdecker« und Afrikareisende wie David Livingstone versorgten europäische Museen mit den Trophäen der Kolonialzeit. Giftpfeile waren besonders begehrt. Im Deutschen Kolonial-Lexikon (1920) ist (etwas reißerisch formuliert) zu lesen: »Die Pfeilgifte pflanzlicher Herkunft, die in unseren Kolonien benutzt werden, sind sämtlich Gifte der Apocynaceen und Euphorbiaceen und meist Glykoside … Im mittleren Afrika sind es besonders die Strophanthusarten (Strophanthus hispidus, gratus, Kombe, Emini, sarmentosus) … Die meisten Pfeilgifte Afrikas pflanzlichen Ursprungs sind Herzgifte der Digitalisgruppe … Die mit Pflanzengiften bestrichenen Pfeile enthalten die tödliche Dosis für viele Dutzend Menschen. Die Lanzen der Eingeborenen in Kamerun, die diese aus Flintenläufen schießen und zur Elefantenjagd verwenden, sind mit einer Dosis tödlichen Pfeilgifts für über tausend Menschen bestrichen.«

Die Sambesi-Expedition war der Beginn der diplomatischen Karriere von John Kirk. Wissenschaftliche und wirtschaftliche Kreise in England hatten großes Interesse an der Nutzung afrikanischer Pflanzen mit kommerziellem Potenzial. Der Agent Kirk »entdeckte« nicht nur *Strophanthus kombé,* sondern auch eine lokal kultivierte Baumwoll-Varietät und eine Baumart, die für Fiebermedizin geeignet war. Seine Arbeit stützte sich meist auf anonyme einheimische Informanten [Hokkanen 2012].

Insbesondere der amerikanische Pharmaunternehmer Henry Wellcome (1853–1936), der sich selbst als »Pflanzenjäger« betrachtete, interessierte sich für *Strophanthus kombé.* 1886 waren in Malawi nur eine Handvoll Europäer aktiv, darunter schottische Missionare und die *African Lakes Company (ALC)*, die bevorzugt mit Elfenbein handelte. Mithilfe der *ALC* und der vor Ort herrschenden Makolo gelang es Wellcome, genügend Strophanthus für ein Arzneiprodukt zu beschaffen [Holmes 1901]. Das Unternehmen Strophanthin war erfolgreich und teuer, bescherte dem Unternehmer aber das Monopol über die neue Medizin: eine Tinktur, die mit exotischem Afrika-Image beworben wurde.

Westafrika

Im August 1899 traf ein vergifteter Pfeil, der von einem Frafra-Krieger abgeschossen worden war, die Schulter eines britischen Soldaten in Nordost-Ghana. Das Opfer bestand darauf, von Einheimischen mit einem Gegenmittel behandelt zu werden. Tatsächlich wurde sein Leben durch Einschnitte (Inzisionen) und Anwendung von Gegenmitteln (Antidote) gerettet.

Im 19. Jahrhundert benutzte man in Westafrika sowohl Feuerwaffen als auch Giftpfeile im Kampf um Handelsgüter und Sklaven. Die Rezepturen waren nur Schamanen und »Medizinmännern« bekannt, die die Gifte im afrikanischen Busch heimlich herstellten: Strophanthus-Samen wurden zu Pulver vermahlen und mit weiteren Zutaten vermischt, anschließend mit Wasser zu einer bräunlichen harzigen Masse verkocht. Pfeilgift war afrikanisches Kulturgut. Es gab regional unterschiedliche Rezepte und Zubereitungen, deren Einzelheiten nur mündlich weitergegeben wurden. Die Briten in Westafrika behandelten alles im Umfeld von Pfeilgift als »geheime Verschlusssache«. Der Besitz von Giftpfeilen wurde 1892 gesetzlich verboten.

Im Umkreis der »Kongokonferenz« in Berlin 1884/85, wo europäische Interessen und die Aufteilung Afrikas in Kolonien festgelegt wurden, ließ der britische Gouverneur der Goldküste 1889 einen Plan zur Förderung der Agrikultur ausarbeiten. Dort werden unter anderem regionale Gewächse wie Reis, Mais, Yams, Kolanuss und Kakao genannt. Als einziger Arzneistoff taucht Strophanthus in diesem Papier auf: »Zweifellos wird die Untersuchung der Flora durch Botaniker zur Entdeckung vieler Pflanzen führen, die so wertvoll sind wie Strophanthus …« [Osseo-Asare 2008] Der Optimismus gründete sich auf den Erfolg, den das von Thomas Fraser entwickelte

Herzmittel in England hatte, das aus den von John Kirk entdeckten *Strophanthus-kombé*-Samen hergestellt wurde.

1910 war Strophanthus in englischen, amerikanischen, französischen und deutschen Arzneibüchern vertreten. Zweifel an der Sicherheit und Reinheit von Strophanthin gefährdeten aber die Akzeptanz des Mittels. Mittlerweile war klar, dass in Westafrika nur *Strophanthus gratus* und *Strophanthus hispidus* vorkamen.

1914 annektierten die Briten die deutsche Kolonie in Togo, ernteten die Früchte eines dortigen Strophanthus-Gartens und exportierten sie nach England. Analysen im *Imperial Institute* in London stellten 1916 fest, dass die Eigenschaften dieser Strophanthus-Spezies nicht denjenigen von medizinisch zugelassenem *Strophanthus kombé* entsprachen. Dennoch versuchte man an der Goldküste, Strophanthus für den Export zu kultivieren – mit geringem Erfolg. 1922 wurde das Unternehmen aufgegeben und man zerstörte alle Pflanzungen [Osseo-Asare 2008].

Steckbrief: Strophanthus kombé

Strophanthus kombé gehört zur Gattung *Strophanthus* in der Familie der Hundsgiftgewächse *(Apocynaceae)*. Samen und Pflanzenteile werden in Afrika traditionell zur Herstellung von Pfeilgift benutzt. Die Samen enthalten das Glykosid k-Strophanthin. Es soll ca. 40 Strophanthus-Arten geben. *Strophanthus kombé* wird nur in geringem Umfang kultiviert (z.B. in Kamerun). Samen werden hauptsächlich nach Deutschland, in die USA und nach Japan exportiert [Beentje 1982; Beentje 2015].

Herkunft und Erscheinungsbild

Das Lianengewächs klettert an Bäumen in Wäldern empor und kommt in tropischen Regionen Südostafrikas vor (vom Südosten Kenias und Tansanias bis in den Osten von Namibia, Botswana, Simbabwe, Mosambik und das nördliche Südafrika). Die Standorte der Pflanze sind bevorzugt Inselberge mit nahe gelegener Wasserquelle, Küsten- und Galeriewälder, Waldungen, Uferdickichte – in Höhenlagen von Meereshöhe bis 1100 Meter.

Die Schlingpflanze kann 20 Meter hoch in die Krone von Bäumen einwachsen, mit einem Stammdurchmesser von bis zu zehn Zentimetern. Das solitäre Buschgewächs erreicht nur etwa 3,5 Meter Wuchshöhe. Die

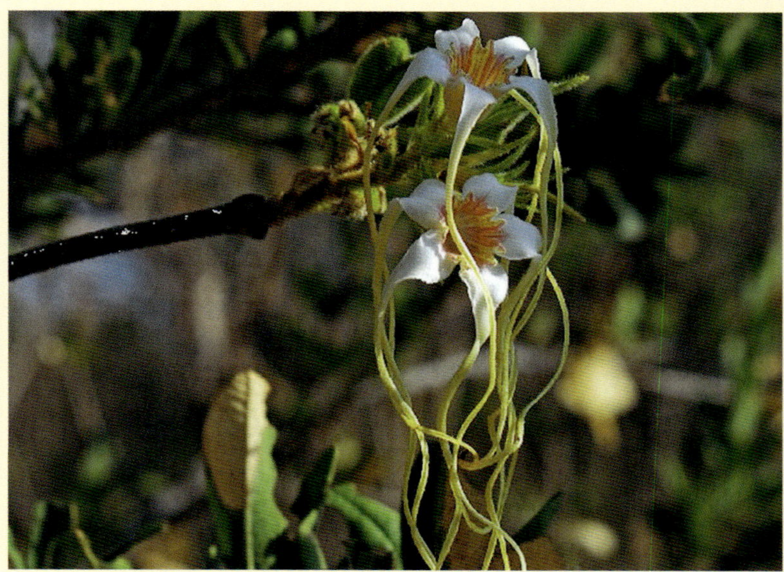

Rinde ist rötlich-braun mit dunkelbraunen, grauen oder schwarzen Lentizellen. Die Wurzeln sind dick und fleischig. Die »papiernen« Blätter sind gegenständig angeordnet. Junge Blätter sind beidseits behaart.
Der Blütenstängel trägt bis zu zwölf Blüten, der Blütenstand eine duftende farbige Blüte. Die Blütenblätter sind cremefarben, an der Basis gelblich, innen mit roten Flecken oder Streifen. Die verdrehten Fortsätze der Blütenblattspitzen können bis zu 25 Zentimeter lang und bis zu zwei Zentimeter dick sein. Die Pflanze blüht gegen Ende der Trockenzeit.
Die reife Frucht besteht aus einem Doppelfollikel. Er erreicht eine Länge von 20 bis 40 Zentimetern, an der Basis bis zu fünf Zentimeter breit. Ausgereift lösen sich die Früchte leicht vom Stiel, springen längs auf und geben die Samen frei. Ein Follikel enthält 100 bis 200 Samen. Die Samen sind 14 bis 18 Millimeter lang, drei Millimeter breit und 1,5 Millimeter dick. Der unbehaarte Schopfträger ist vier bis sechs Zentimeter lang. Die Früchte reifen während der Trockenzeit [Gilg 1904; Fraenkel 1933].

Inhaltsstoffe

Hauptinhaltsstoff ist das Cardenolid-Glykosid Strophanthin (k-Strophanthin), das in den Samen enthalten ist (ca. vier Prozent): als k-Strophanthin-α (Cymarin), k-Strophanthin-β und k-Strophanthin-γ (k-Strophanthosid), Erysomisid, Helveticosid (Erysimotoxin). Andere toxische Komponenten sind Periplocymarin, Periplocin, Emicymarin. Komponenten mit Strophanthidol als Aglykon sind Cymarol, k-Strophanthol-β, k-Strophanthol-γ, Helveticosol und Erysimosol. Auch eine Vorläufersubstanz des halbsynthetischen Stoffs Acetylstrophanthidin ist enthalten. Weitere Inhaltsstoffe sind Saponine, Cholin, Trigonellin u. a.

Medizinische Nutzung

Über die medizinische Nutzung von *Strophanthus kombé* in Afrika ist bislang nichts bekannt.
Im Westen machte die zufällige Entdeckung der Herzwirksamkeit von Samen durch John Kirk 1863 *Strophanthus kombé* bekannt. Im 20. Jahrhundert wurden g- und k-Strophanthine zu Präparaten für die Behandlung von Herzkrankheiten (Herzinsuffizienz, Angina pectoris, Arrhythmien u. a.) weiterentwickelt und bevorzugt in Deutschland sehr häufig eingesetzt.

Pfeilgift-Nutzung

Aus den Samen wurde seit prähistorischen Zeiten traditionell ein Pfeilgift hergestellt.

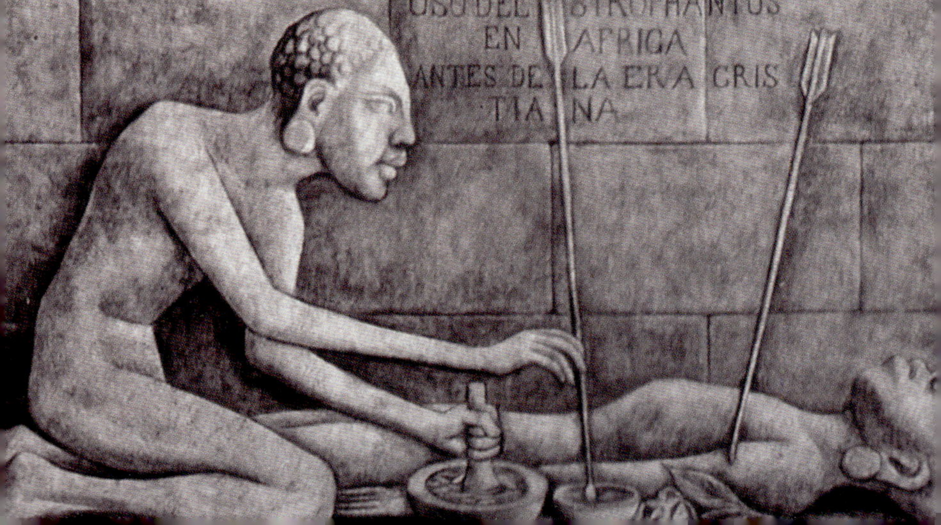
tephen
Hales
77-1761
ALBERT
FRAENKEL
1864-1938
WILLIAM WITHERING 1741-1799
USO DEL STROPHANTUS
EN AFRICA
ANTES DE LA ERA CRIS
TIANA

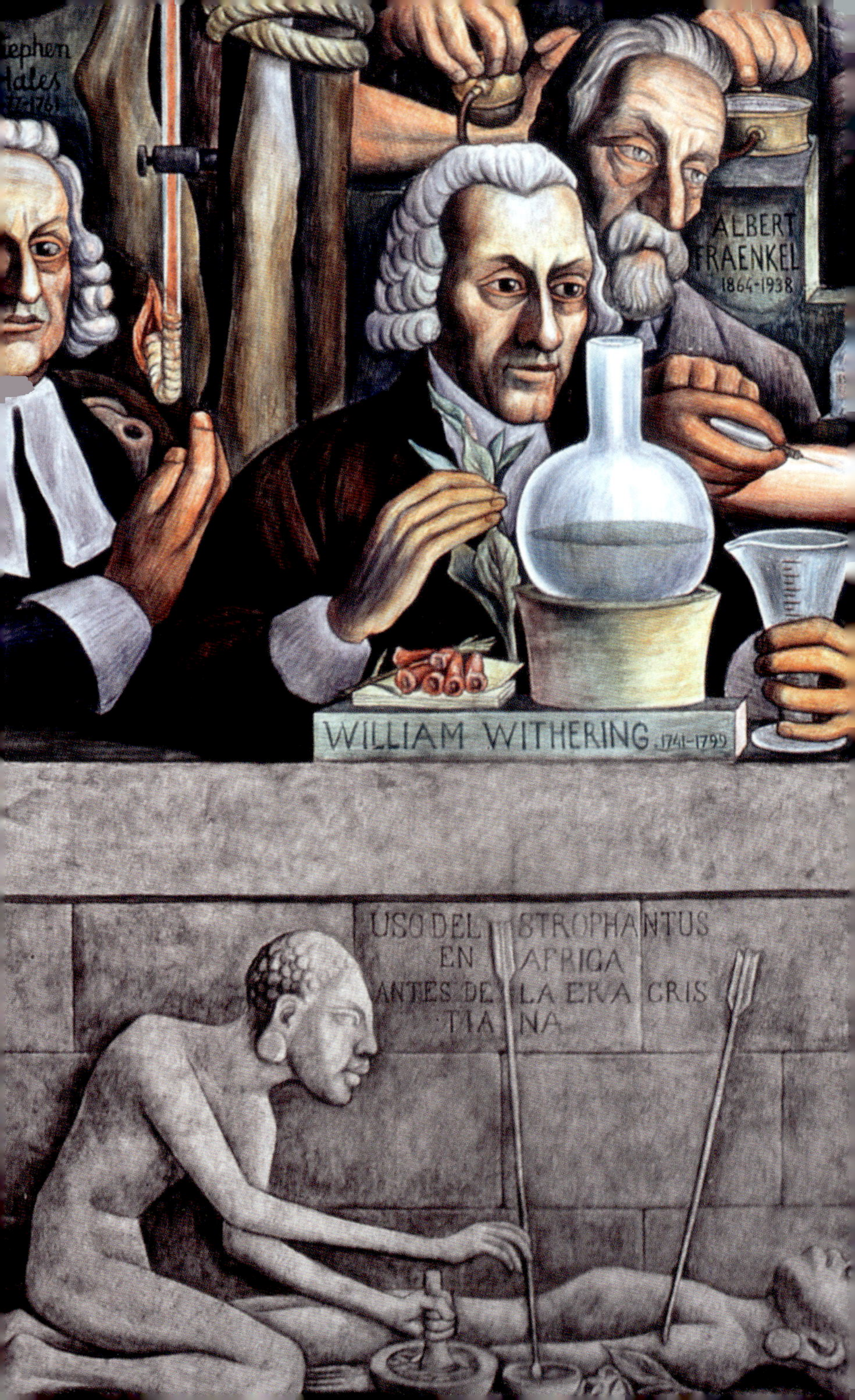

Strophanthin-Pioniere

Medizin wird von Menschen gemacht. Menschen können verantwortungsbewusst oder verantwortungslos agieren. In der Medizin entscheidet dieser kleine Unterschied durchaus über Leben und Tod.

Eines der spannendsten Kapitel der Medizingeschichte betrifft Strophanthin. An der mehr als 100-jährigen Geschichte des Herzmittels waren außergewöhnliche Forscherpersönlichkeiten und Ärzte beteiligt. Das Thema Strophanthin warf zudem mehrfach Fragen zur ärztlichen Ethik auf: Behandlung von Patienten, leidenden Menschen oder wissenschaftliche Medizin – Arzt oder Heiler?

Auch Medikamente werden von Menschen gemacht. Für die Entwicklung von Strophanthin-Medikamenten spielte die Kooperation von forschenden Ärzten mit Pharmaherstellern von Anfang an eine große Rolle. Das Klischee vom gewissenlosen Pharmakonzern lässt sich anhand der Strophanthin-Geschichte nicht bestätigen. Viele Arzneiproduzenten wirkten durchaus verantwortungsbewusst an der Entwicklung von Strophanthin mit. Und Boehringer Mannheim half sogar dem von der Nazidiktatur verfolgten Albert Fraenkel.

Die Protagonisten der Strophanthin-Story erweisen sich auch als Kämpfer für ihre Überzeugungen. Sie verkörpern das Ethos des Arztes und Heilers, der in erster Linie und nach besten Kräften für das Leiden seiner Patienten zuständig ist. Dafür standen sie ein. Sie ließen sich nicht korrumpieren, auch wenn sie unter Druck standen.

Was Strophanthin betrifft, befinden sich Leben und Tod in enger Nachbarschaft. In Diego Riveras Fresko Die Geschichte der Kardiologie *(1943–1954) nimmt der deutsche Arzt Albert Fraenkel (1864–1938), der die intravenöse Strophanthin-Therapie erfunden hatte, einen prominenten Platz neben dem englischen Arzt und Digitalis-Pionier William Withering ein. Der untere Teil der Abbildung schildert die tödliche Wirkung des afrikanischen Strophanthus-Pfeilgifts. Das Wandgemälde befindet sich im Nationalen Institut für Kardiologie in Mexico City, das 1944 gegründet wurde.*

Thomas R. Fraser: Strophanthin-Tinktur

Die Strophanthus-Pflanzen und Giftpfeile, die John Kirk im ostafrikanischen Malawi einsammelte, wurden umgehend nach England geschickt. Die Fundstücke gelangten dort nicht nur in das botanische Zentralinstitut *Kew Gardens*, auch Mediziner befassten sich mit der Analyse der Giftpflanzen. Zudem gab es eine »Schotten-Connection«: John Kirk hatte in Edinburgh Medizin studiert und sich schon früh auf Botanik spezialisiert. Robert Christison, Professor für *Materia Medica* (Pharmakologie) war dort sein Lehrer gewesen. Christison interessierte sich sehr für Pflanzen und Gifte und hatte im Selbstversuch die Herz-Kreislauf-Wirkungen der Calabarbohne untersucht. Später verfasste er eine einflussreiche Studie über Gifte. Sharpey vom *University College* in London und Christison in Edinburgh bekamen Strophanthus-Proben und Pfeilspitzen, die von der zentralafrikanischen Mission oder von Kirk geschickt wurden. 1865 glaubte man noch, *kombé* enthalte ein Alkaloid wie Strychnin [Hokkanen 2012].

Thomas Richard Fraser (1841–1920) studierte an der Universität Edinburgh Medizin, arbeitete dort seit 1869 als Dozent. Er hatte seit 1877 als Nachfolger von Christison den Lehrstuhl für Pharmakologie inne. Darüber hinaus lehrte er klinische Medizin. Später fungierte er als Dekan der medizinischen Fakultät und als medizinischer Berater einer Versicherungsgesellschaft. Fraser war hochangesehen als Forscher und akademischer Lehrer. Er erhielt zahlreiche Auszeichnungen und Ehrentitel. Fraser befasste sich bevorzugt mit der Analyse von pflanzlichen und tierischen Giften. Eine Arbeit beschreibt antagonistische Wirkungen von Physostigmin und Atropin. Thomas Fraser gilt als einer der Wegbereiter der klinischen Pharmakologie in England [Pagel 1901; Obituary 1920].

Ab 1869 erforschte Fraser Strophanthus. Anfangs glaubte er, dass es sich bei seinen Strophanthus-Proben aus Zentralafrika um *Strophanthus hispidus* handelte – ein Irrtum (den man 1890 erkannte). Es war die Art *Strophanthus kombé*. Fraser beschäftigte sich 15 Jahre mit der tierexperimentellen Untersuchung von Strophanthus und führte 1885 »Strophanthin« als potenzielles Herzmittel ein.

Seine Arbeit zog sich deshalb hin, weil es schwierig war, ausreichend Samen aus Afrika zu beschaffen. Wahrscheinlich gelang es ihm über die in Glasgow ansässige Firma *ALC*, die Handel in Malawi betrieb, immer wieder Samen zu bekommen. Fraser stellte unter anderem fest, dass das Gift der Samen mit dem Pfeilgift identisch war. Nach Reindarstellung des Pfeilgiftes berechnete er, dass ein einziger Pfeil über den intramuskulären Weg bis zu 18 Menschen töten könnte. Er isolierte auch das Glykosid aus den Samen. Seine wichtigsten Veröffentlichungen über Strophanthus erschienen 1870, 1872 *(On the kombé arrow poison)*, 1885 und 1890/91 [Fraser 1872].

1888 isolierte der französische Chemiker Léon-Albert Arnaud (1853–1915) Strophanthin aus einem somalischen Pfeilgift, das von dem Gewächs *Acokanthera ouabaio* stammte. Arnaud wies nach, dass es mit g-Strophanthin aus *Strophanthus gratus* identisch war. Er nannte den Stoff »Ouabain«.

Erfindung von Strophanthin

Das erste *Strophanthus-kombé*-Präparat gewann Fraser mit folgender Methode: Er mischte gepulverten Samen mit Alkohol oder Wasser, bis er unter dem Mikroskop gelöste Kristalle entdeckte. Diese als »intensiv bitter« beschriebenen Kristalle wurden dann mit Wasser und Gerbsäure (Tannin) zum »aktiven Prinzip« gemischt. Anschließend wurde der Niederschlag mit Bleioxid in Tannat überführt. Dann wurde einige Tage Kohlensäure über die verbliebene Lösung geleitet und nach der Trocknung mithilfe von Äther Strophanthin ausgefällt. Das Ergebnis dieses Verarbeitungsprozesses waren »schöne sternförmige Gruppen farbloser und transparenter Kristalle«. Fraser pries Strophanthin als stärker herzwirksam als »Digitalin«: Es wirke nicht blutdrucksteigernd und sei besser verträglich [Fraser 1872].

1885 berichtete Fraser im *British Medical Journal* über die erfolgreiche Behandlung zweier Patienten mit akuter Herzschwäche durch

Sir Thomas Richard Fraser (ca. 1915)

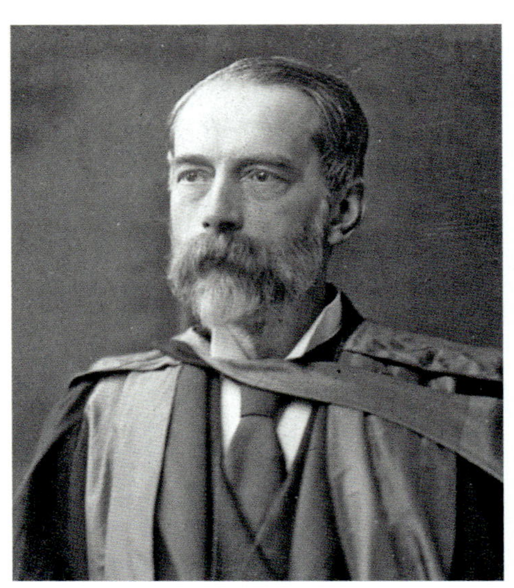

Einnahme von Strophanthin. Fünf Jahre später waren bereits mehr als 100 Arbeiten erschienen, die sich mit den chemischen und pharmakologischen Eigenschaften von Strophanthin befassten und Therapieerfahrungen mitteilten. In England galt John Kirk als »Entdecker« von *kombé* und Thomas Fraser als »Erfinder« von Strophanthin [Fraser 1885].

Vermarktung von Strophanthin

1885 fand in Cardiff das Jahrestreffen der *British Medical Association* statt. Daran nahm auch der amerikanische Unternehmer Henry Wellcome teil. Er hatte zusammen mit seinem Landsmann Silas Burroughs einige Jahre zuvor die Pharmafirma *Burroughs Wellcome & Co.* gegründet (heute *GlaxoSmithKline/GSK*). Wellcome wollte unbedingt ein eigenes Arzneimittel herausbringen und glaubte, dass Strophanthus dieses Produkt sein könnte. Nach einem langen Gespräch mit Thomas Fraser orderte Wellcome umgehend Strophanthus aus Sansibar, wo John Kirk als britischer Diplomat arbeitete. Mithilfe von Kirk und dem *ALC*-Agenten Buchanan kaufte Wellcome alle Strophanthus-Vorräte in Malawi auf (20 £ pro 500 g Follikel). Innerhalb eines Jahres brachte *Burroughs Wellcome* das erste eigene Produkt unter dem Namen *Tincture of Strophanthus* auf den Markt. Da das Unternehmen kein eigenes Labor hatte, stellte es Ärzten und Kliniken die Tinktur zu Testzwecken kostenlos zur Verfügung. Offensichtlich wurde das Präparat in den USA und England positiv aufgenommen [Hokkanen 2012].

Nun schaltete das Unternehmen Anzeigen in Fachzeitschriften und bot interessierten Ärzten einen kostenlosen Sonderdruck von Frasers Publikation aus dem Jahr 1885 an. Mehrere Chemiker waren beauftragt, Strophanthin herzustellen. Es gab auch Zwischenfälle bei der Produktion der Tinktur, etwa eine Explosion in einem Labor bei der Fettextraktion.

1887 hatte man bereits einen Vertriebskanal nach Deutschland installiert. Die Vermarktung stützte sich sowohl auf wissenschaftliche Veröffentlichungen als auch auf Informationen über die zentralafrikanische Herkunft des Mittels. Kurzfassungen von Frasers Publikation aus dem Jahr 1885 zirkulierten.

1887 brachte *Burroughs Wellcome* eine neue verbesserte Tinktur auf den Markt (0,01 Gramm Samen pro 0,1-Gramm-Dosis) – von Thomas Fraser getestet und empfohlen! Die Marketingstrategie stütz-

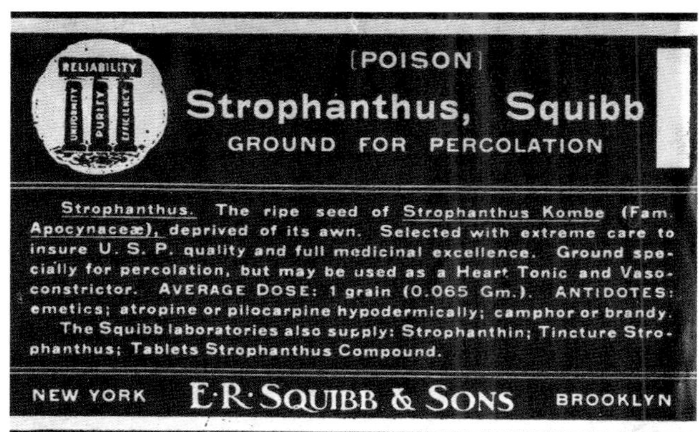

Strophanthus-Etikett der Firma Squibb, *ca. 1916*

te sich auf Frasers wissenschaftliche Autorität (übertrug ihm aber auch die Verantwortung für das Präparat). Man betonte immer wieder, dass die verwendeten Strophanthus-Samen aus derselben Quelle stammten, die Fraser für seine Forschung benutzt hatte.

Das neue Medikament (für Erwachsene und Kinder) wurde nicht nur für Herzkrankheiten empfohlen, sondern auch zur Behandlung unterschiedlicher Leiden wie »nervöses Asthma«, Typhus, Pneumonie oder Alkoholismus. *Burroughs Wellcome* produzierte die Strophanthin-Tinktur und *E. R. Squibb & Sons* versorgten den amerikanischen Markt mit Digitalis-Strophanthin-Pillen mit Schokoladenüberzug (100 Stück 16 Cents) – empfohlene Dosis bei Herzklopfen, »Raucherherz« und als Herztonikum: eine Tablette alle drei bis vier Stunden [Osseo-Asare 2008].

Manche Ärzte waren von Strophanthin begeistert, andere bemerkten Unzulänglichkeiten oder gefährliche Nebenwirkungen. Somit blieb Digitalis weiterhin das Herzmittel Nummer eins. Problematisch waren vor allem die schwankende Qualität der Samen und die Verwirrung bezüglich der Strophanthus-Arten. 1890 verkündete R. M. Holmes, Chefpharmakologe der Universität London, dass es zwei verschiedene medizinisch relevante Arten gab: *Strophanthus hispidus* (Westafrika) und *Strophanthus kombé* (Ostafrika) – Letzteres sei die einzig »richtige« Strophanthus-Art [Holmes 1886–87; Lloyd 1897].

Somit war *Strophanthus kombé* die in England exklusive und legitime Quelle für Strophanthin. *Burroughs Wellcome* engagierte den Pharmakologen umgehend als Arzneiprüfer. Es ging auch um die Standardisierung und Evaluation von Arzneimitteln, um Qualität, zuverlässige Wirkung und Anwendungssicherheit. Ab 1890 waren staatliche Institutionen zunehmend an der Qualitätskontrolle von Arzneimitteln interessiert. Immerhin ist Strophanthin eine potenziell giftige Substanz, deren Dosierung schwierig ist.

Strophanthus war die Grundlage des ersten selbst entwickelten Arzneimittels von *Burroughs Wellcome.* Angesichts des Erfolgs der

Strophanthin-Tinktur und des raschen Wachstums des Unternehmens im späten 19. Jahrhundert errichtete Wellcome 1894 das erste eigene Forschungslabor (zur Entwicklung von Antitoxin-Seren). Somit markiert Strophanthus den Beginn des Aufstiegs von *Burroughs Wellcome* zum führenden Pharmaunternehmen in England [Hokkanen 2012].

Albert Fraenkel: Intravenöse Strophanthin-Therapie

Nicht nur englische Bioprospektoren waren im Zeitalter des Kolonialimperialismus auf dem Schwarzen Kontinent unterwegs. Auf der Jagd nach Strophanthus wurden die Franzosen etwa in Somalia fündig: *Acokanthera ouabaio*.

Seit 1884 war Kamerun zur deutschen Kolonie proklamiert und der deutsche Bioprospektor Zenker entdeckte dort Strophanthus-Bestände. Der Botaniker Ernst Gilg identifizierte die nach Deutschland geschickten Samen als der Art *Strophanthus gratus* zugehörig: »Die Pflanze kommt, wie es scheint, nirgends in größeren Mengen vor und findet sich … hier und da einen hohen Baum erkletternd … hoch oben ihre prächtigen Blüten entfaltend, welchen später die großen auffallenden Früchte folgen. Diese Früchte werden im südlichen Kamerun von den im Klettern sehr geübten eingeborenen Zwergvölkern kurz vor der Reifezeit gesammelt und bilden, da die Samen das geschätzteste Pfeilgift liefern, ein nicht unwichtiges Handelsprodukt …« Gilg preist 1904 nachdrücklich den »deutschen« Strophanthus als medizinisch überlegen: »Da *Strophanthus gratus* … auch in chemischer und physiologischer Hinsicht weitaus den Vorzug vor den bisher gebräuchlichen Arten der Gattung verdient, dürfte es sich empfehlen, *Strophanthus kombé* und *Strophanthus hispidus* zu verwerfen und in den Arzneibüchern ausschließlich die Samen von *Strophanthus gratus* als offizinelle *Sem. Strophanthii* zu bezeichnen.« [Gilg 1904]

Um 1900 war die Anwendung von Strophanthus-Tinkturen mit einigen Unsicherheiten behaftet. Es war oft unklar, wie viele und welche Samen darin enthalten waren. In England kamen bereits fertige *Kombé*-Mischungen an, deren Strophanthin-Gehalt unklar war und beträchtlich schwankte. Zudem waren Tinkturen aus solchen Gemischen unterschiedlich wirksam. Die Dosierung erwies sich mithin als kaum kalkulierbar.

Der deutsche Chemiker H. Thoms versuchte nun Klarheit zu schaffen. Er stellte ein kristallisiertes Strophanthin aus *Strophanthus gratus* her und bestätigte die Identität des Stoffs mit dem »französischen« Ouabain. Er prägte auch die Namensgebung der wichtigsten Strophanthine:

- g-Strophanthin (= Ouabain) aus *Strophanthus gratus*
- k-Strophanthin aus *Strophanthus kombé*
- h-Strophanthin aus *Strophanthus hispidus*

Thoms entwickelte in Zusammenarbeit mit dem Pharmaunternehmen Merck in Darmstadt das Präparat »g-Strophanthin.cristallis. Thoms«. Eine erste klinische Prüfung des g-Strophanthins 1904 erwies sich als vielversprechend: g-Strophanthin wirkte schneller als Digitalis (fünf bis sechs Stunden); es wirkte herzkräftigend; die Herzfrequenz verringerte sich und die Patienten fühlten sich subjektiv gebessert. Atemnot, vor allem nachts, verschwand. Später setzte dann die entwässernde (diuretische) Wirkung ein. Besonders Patienten mit Herzschwäche profitierten. Man bemerkte auch (wie bei Digitalis) die kumulierende Wirkung von wiederholten Strophanthin-Dosierungen – das Herzglykosid erreicht dann gefährlich hohe Konzentrationen im Blut. Am Ende lobt der Autor der Studie das neue Herzmittel: »Das enorme Schwanken in der Wirksamkeit der Strophanthin-Tinktur und die Unmöglichkeit, sie im Notfalle subkutan zu verwenden, sind berechtigte Gründe, von der Verordnung derselben abzugehen und stattdessen das reine g-Strophanthin Thoms zu verordnen.« [Gilg 1904]

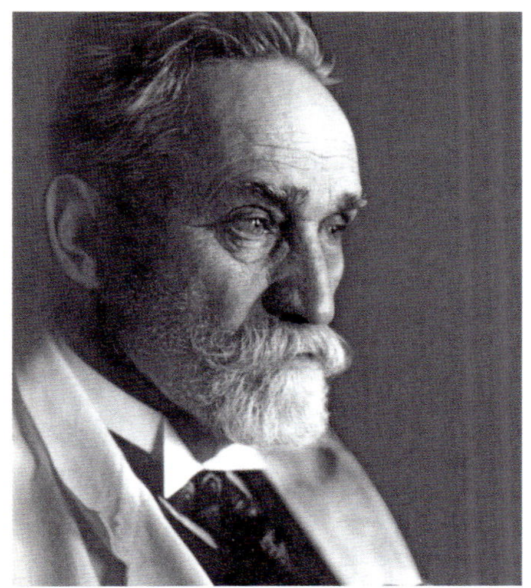

Albert Fraenkel ca. 1930 [Boehringer 1956]

Der deutsche Arzt Albert Fraenkel bevorzugte hingegen k-Strophanthin, das mithilfe des Unternehmens C.F. Boehringer & Söhne Mannheim zum Präparat »Kombetin« weiterentwickelt wurde. Fraenkel erfand die als Meilenstein der Kardiologie anerkannte intravenöse Strophanthin-Therapie. Darüber hinaus war Fraenkel auch ein Pionier auf dem Gebiet der rationellen Arzneitherapie. Fortschritte auf dem Weg zu sicheren und wirksamen Medikamenten sind gleichfalls das Verdienst von Albert Fraenkel. Er trug wesentlich zur wissenschaftlichen, »evidenzbasierten« Arzneitherapie bei: Die Wirksamkeit und Verträglichkeit von Medikamenten wird durch experimentelle und klinische Studien sowie Anwendungsbeobachtungen abgesichert. Dies bedeutete die Abkehr von unzuverlässigen Tinkturen und leitete die Fusion von Pharmakologie und Klinik ein.

Ein Arzt großen Stils

Albert Fraenkel wurde am 3. Juni 1864 im pfälzischen Mußbach geboren. Er war Spross einer alteingesessenen jüdischen Familie. Er wuchs als Einzelkind auf, besuchte die Lateinschule in Neustadt und anschließend das Gymnasium in Landau. Mit 19 Jahren schrieb er sich für das Medizinstudium in München ein. Die klinische Ausbildung absolvierte er ab 1885 in Straßburg. Zu seinen dortigen Lehrern gehörten der Arzt und Blutdruckforscher Heinrich von Recklinghausen (1867–1942) und der Internist Adolf Kußmaul (1822–1902) [Pagel 1901; Wormer 1989].

1889 arbeitete Fraenkel zunächst als Volontär an der Münchner Frauenklinik, weil er Gynäkologe werden wollte – erkrankte aber im gleichen Jahr an Tuberkulose. Es folgten Kuraufenthalte in Bad Reichenhall, St. Moritz, Meran, Ägypten, Davos und an der Riviera. Die Erkrankung prägte sein Leben – als Arzt und Patient.

Ab 1890 war er so weit genesen, dass er sich wieder mit der Medizin befasste – zunächst in Zürich, dann in Berlin, wo er Robert Kochs Tuberkulin-Forschung aus nächster Nähe und als Enttäuschung erlebte. So entschied sich Fraenkel für die praktische Medizin als Landarzt in Badenweiler, dessen Klima er als positiv für seine Gesundheit einschätzte. Dort leitete er zwei Sanatorien, eines für Lungenkranke und eine »diätetische Kuranstalt«. Fraenkels Arbeit war sehr erfolgreich. Unter seinen Patienten befanden sich zahlreiche prominente Zeitgenossen: der spätere Bundespräsident Theodor Heuss, der Dichter Rudolf Binding, der Philosoph Karl Jaspers, Hermann Hesse und die Schauspielerin Eleonora Duse [Drings 2004].

Hermann Hesse (1877–1962) bezeichnete Fraenkel als »Arzt großen Stils« und widmete ihm die Erzählung *Haus zum Frieden.* Dort schrieb er: »Unser Professor sucht und sieht und behandelt nicht Krankheiten, sondern Menschen« [Boehringer 1956]. 1896 konvertierte Fraenkel zum evangelischen Glauben und heiratete in die liberale Protestantenfamilie Thorade ein.

Fraenkel nutzte die Wintermonate, um an der Heidelberger Universität experimentelle Arzneimittelforschung zu betreiben. 1906 stellte er erstmals auf dem Münchner Internistenkongress die intravenöse Anwendung von Strophanthin vor [Fraenkel 1906].

Mittlerweile in Heidelberg ansässig, arbeitete er während des Ersten Weltkriegs als Stabsarzt im Sanitätswesen und wurde mehrfach

Albert Schweitzer und Strophanthus

Fraenkel führte in seinen letzten Lebensjahren einen regen Briefwechsel mit Medizinerkollegen, darunter der Arzt, Theologe, Pazifist und spätere Friedensnobelpreisträger Albert Schweitzer (1875–1965). Der Arzt vom Urwaldspital in Lambarene setzte gleichfalls Strophanthin als Herzmittel ein. Auf Fraenkels Ansuchen im Dezember 1937 antwortete Schweitzer [Boehringer 1956]:

»... teile ich Ihnen mit, dass hier im Ogowegebiet zwei Strophantusarten vorkommen. Die verbreitetste ist Strophantus Thollonii ... Die andere Art Strophantus Gratus ist viel reicher [an Strophanthin], wächst ausschließlich im Wald, besonders in der Gegend von N'Djolé. ... Auch ich kann mir nicht vorstellen, dass die mit dem Brei dieser Samen bestrichenen Pfeilspitzen etwas wirken sollen, aber die Schwarzen behaupten es. Eine bessere Photographie der Pflanze mache ich Ihnen, sobald ich die Monographie habe. ... Ein Mann aus dem Innern behauptete mir, dass sie dieses Pfeilgift sogar auf der Elefantenjagd verwenden. Alle sind sich darin einig, dass es grand poison ist, und sicher haben der eine oder der andere der Interpellierten auch Kunde von seiner Anwendung auf Menschen. Aber da wollen sie mit der Sprache nicht heraus.«

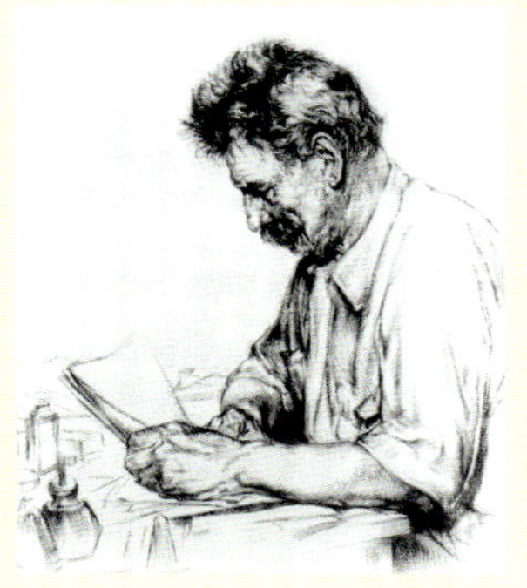

Albert Schweitzer in den 1950er-Jahren (Zeichnung von Arthur William Heintzelman)

dekoriert. Da damals die »Volksseuche« Tuberkulose grassierte, engagierte sich Fraenkel für die Gründung eines Tuberkulosekrankenhauses, das 1931 in Rohrbach eröffnet wurde. 1927 eröffnete er eine weitere Klinik, das internistische Sanatorium Speyerershof am Königstuhl. Es war ein »Mittelstandssanatorium«, wo er sich bevorzugt der Therapie mit Herzglykosiden widmete. 1928 erhielt er eine Honorarprofessur an der Universität Heidelberg. Während der Weimarer Republik war Fraenkel ein hoch angesehener Arzt und Forscher und eine stadtbekannte Persönlichkeit [Drings 2004].

Als am 7. April 1933 das »Gesetz zur Wiederherstellung des Berufsbeamtentums« in Kraft trat, war Albert Fraenkel davon aufgrund seiner jüdischen Herkunft betroffen. Am 2. August wurde ihm die Lehrbefugnis entzogen. Er verlor auch seine Funktion am Tuberkulosekrankenhaus. Fraenkel kam nicht nur in finanzielle Schwierigkeiten: Sein Haus wurde polizeilich durchsucht, seine Tochter Annemarie kam in »Schutzhaft«. Fraenkels gesamte Familie galt als »jüdisch versippt« und wurde vom Nazisystem schikaniert. Tantiemen für die Strophanthin-Ampullen der Firma Boehringer Mannheim blieben Fraenkels einzige Einnahmequelle. 1938 wurde sein Reisepass kas-

STROPHANTHIN-
THERAPIE

ZUGLEICH EIN BEISPIEL
QUANTITATIVER DIGITALISANWENDUNG NACH
PHARMAKOLOGISCHEN GRUNDSÄTZEN

VON

PROFESSOR DR. A. FRAENKEL
HEIDELBERG

UNTER MITARBEIT VON
DR. R. THAUER
FRANKFURT A. M.

MIT 34 ABBILDUNGEN

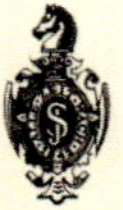

SPRINGER-VERLAG
BERLIN HEIDELBERG GMBH
1933

Albert Fraenkels Hauptwerk ist seine Monographie aus dem Jahr 1933 über die medizinische Bedeutung und Anwendung von Strophanthin.

siert und man entzog ihm auch die ärztliche Approbation. Am 22. Dezember des gleichen Jahres starb Albert Fraenkel [Boehringer 1956; Drings 2004].

Die Strophanthin-Injektion

1885 bis 1888 verbrachte Fraenkel seine klinischen Studienjahre an der Universität in Straßburg, das seit 1871 zum Deutschen Reich gehörte. Ende des 19. Jahrhunderts war diese Universität eine der fortschrittlichsten Einrichtungen, vor allem auf dem Gebiet der modernen Arzneimittellehre – stand man doch im Wettbewerb mit dem französischen Nachbarn. Die medizinische Fakultät befand sich in einer vielversprechenden Aufbauphase und die Lehrer der physiologischen Chemie und Pharmakologie waren wissenschaftliche Koryphäen (Friedrich Goltz, Felix Hoppe-Seyler).

Seit 1870 war Strophanthin, das wegen seiner Wasserlöslichkeit gut injiziert werden konnte, das bevorzugte Präparat zum Studium der Glykosidwirkung im Tierversuch. Zwar konnte man mit Reindarstellungen von Glykosiden Digitaliswirkungen experimentell besser verstehen, in der Praxis beim Menschen gab es aber kein einheitlich angewandtes Mittel und keine verbindliche Methode oraler Anwendung, wie Fraenkel später rückblickend bemerkte. Albert Fraenkel war demnach angetreten, um biologisch-physiologische Wirkungseinheiten zu finden und Wirkungsstudien verschiedener Präparate durchzuführen – die sogenannte »Wertbestimmung«. Um die unkalkulierbare Aufnahme im Darm zu umgehen, übertrug er folgerichtig die intravenöse Injektion von Strophanthin vom Tier auf den Menschen [Drings 2004].

1894/95 befasste er sich mit der Wirkung von Giften auf die Blutdruckphysiologie. So konnte er zwischen zentralen und peripheren Digitaliswirkungen auf den Blutdruck unterscheiden. Als Maßstab für eine glykosidische Giftwirkung bestimmte er den systolischen Herzstillstand am Froschherzen (»Froscheinheit«). Mit diesem Parameter arbeitete er nun an der »Wertbestimmung« verschiedener Di-

Buchenwald: Der Fall Paul Schneider

Unabhängig vom Beruf kann jeder Mensch zum Mörder werden – vorausgesetzt, die Rahmenbedingungen sind so, dass man glaubt, keine persönliche Verantwortung für eigene Handlungen übernehmen zu müssen – weil man ja »weisungsgebunden von oben« handelt. Während der Nazidiktatur 1933 bis 1945 hat die deutsche Ärzteschaft mehrheitlich und überwiegend bereitwillig der Ausgrenzung, Schikane und Deportation der jüdischen Kollegen nicht nur zugesehen. Manche Ärzte führten auch unter dem Deckmantel der Wissenschaftlichkeit unmenschliche und mörderische Experimente mit KZ-Häftlingen durch. Sie entwickelten Konzepte für den Hungertod und ermordeten hilflose Psychiatrie-Patienten. Auch Pharmaunternehmen (z. B. Merck), die Strophanthin-Präparate herstellten, beschäftigten (wohl oder übel) Zwangsarbeiter [Bloomfield 2004].

Somit mutierte auch das ehemalige Pfeilgift, das zum Herzmittel geworden war, unter diesen Umständen erneut zur tödlichen Waffe. Die Ermordung des evangelischen Pfarrers Paul Schneider (1897–1939) durch Strophanthin-Injektionen, die der Lagerarzt Dr. med. Erwin Ding-Schuler im Konzentrationslager Buchenwald am 18. Juli 1939 verabreichte, dokumentierte der damalige Arztschreiber Walter Poller. Über ein Jahr lang wurde der »Prediger von Buchenwald« in Einzelhaft (»Bunker«) gefangen gehalten: »Kameraden hört mich. Hier spricht Pfarrer Paul Schneider. Hier wird gefoltert und gemordet.«

»Paul Schneider war nicht irgendein namenloser, unbekannter Häftling. Paul Schneider war einer von denjenigen, dessen Tod weitere Kreise ziehen würde, bis hinüber nach Holland, England, Schweden, Amerika. … Dann kam der Lagerarzt Ding. ›Warum haben Sie sich krank gemeldet, Schneider?‹ … Paul Schneider antwortete nichts. … Sah er denn gar nicht, dass dieser Mensch hier ganz offensichtlich bis an den unmittelbaren Rand des Todes gefoltert worden war? …
Inzwischen haben die Pfleger mit Schneider sprechen können. Er war wieder einmal etwa 14 Tage in der Zelle ununterbrochen Tag und Nacht wie ans Kreuz geschlagen gefesselt worden. … nimmt Ding wieder eine eingehende körperliche Untersuchung mit Auskultation des Herzens und

der Lunge vor und sagt dann: ›Sehen Sie, Schneider, Sie haben sich prächtig erholt. Nur noch eine kleine Insuffizienz. … Das kriegen wir aber auch noch hin. Wollen mal ein Herzstärkungsmittel injizieren.‹ … hat Ding Schneider gefragt, wie er sich nach der gestrigen Spritze gefühlt habe. … er habe sich im Ganzen gut gefühlt. … Das habe eigentlich nicht sein sollen, habe Ding darauf erwidert. …
›Wir wollen es mal mit einem anderen Mittel versuchen, und sehen, wie Sie das vertragen.‹ … Ding kommt ins Zimmer. Er hat eine vollgesogene Spritze in der Hand. … Ich kann nicht mit dabei sein, verlasse den Raum … gehe ich zum Papierkorb, in den Ding die leeren Ampullen zu werfen pflegt. Und dort liegen – fünf leere Strophanthinampullen. Zwei davon auf einmal injiziert sind schon tödlich. … Später erfahre ich dann, dass Paul Schneider über plötzliches Schwindelgefühl geklagt habe … dann sei er umgefallen. Im Arztzimmer diktiert mir Ding dann eine frei erfundene, völlig verlogene Krankengeschichte. … Die Todesursache sei wahrscheinlich Herzschwäche. … Nur dort in der Beuge des rechten Armes eine kleine, kaum sichtbare Stichverletzung, die Stelle, an der der Mörder das Gift in die Blutbahn spritzte, das Gift, das nicht wirken wollte, wer weiß, aus welchem Grunde nicht …«

Am 25. April 1945 wurde Dr. med. Ding-Schuler, der Menschenversuche mit Gasbrand-, Typhus- und Gelbfieberimpfstoffen an Häftlingen durchgeführt hatte, von US-amerikanischen Truppen verhaftet. Er beging am 11. August 1945 Suizid [Poller 1946].

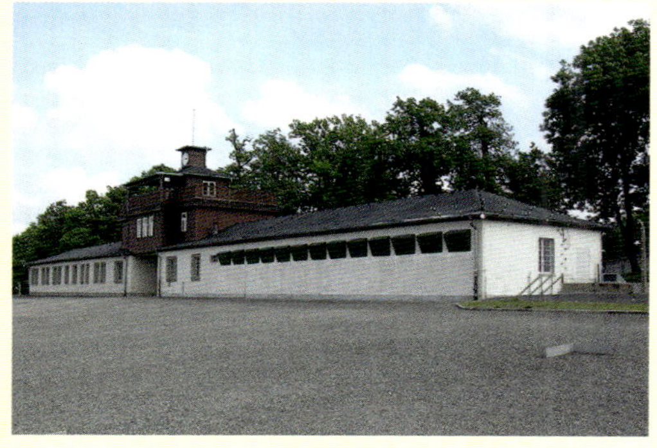

Gedenkstätte Konzentrationslager Buchenwald, Arrestgebäude (»Bunker«). Hier war Pfarrer Paul Schneider über ein Jahr lang in Einzelhaft eingesperrt und misshandelt worden.

gitalis- und Strophanthus-Tinkturen. Dennoch blieb er ein verantwortungsbewusster Forscher (1902): »Sind wir überhaupt berechtigt, aus der toxischen Wirkung eines Digitaliskörpers auf das Froschherz auf seine therapeutische Wirkung am Menschen zu schließen?« Herzglykoside blieben noch länger unsichere Kandidaten in Bezug auf Arzneimittelstandards, wie Fraenkel 1935 beklagt: »Die Verwirrung ist groß. Dort wird über- und hier unterdosiert. Die Zeche zahlt der Insuffiziente.«

1903 beschäftigte er sich mit kumulativen Wirkungen von Digitalis und 1905 untersuchte er im Selbstversuch sowie mit 50 Versuchspersonen die Wirkung von Strophanthus-Tinkturen auf den Blutdruck. Zur Messung benutzte er ein neues Präzisionsinstrument, das sein Studienkollege Heinrich von Recklinghausen entworfen hatte. Damit ließen sich die systolischen und diastolischen Werte genau bestimmen.

Um die Unwägbarkeit der oralen Einnahme zu vermeiden, entschied sich Fraenkel für die intravenöse Anwendung von Strophanthin bei klinischen Patienten – weil 1. Strophanthin chemisch rein verfügbar und 2. wasserlöslich war und weil 3. nur geringe Mengen benötigt wurden. So führte Fraenkel im Winter 1905 mit Erlaubnis von Ludolf Krehl (1861–1937), Chef der Medizinischen Klinik in Straßburg, eine Studie mit 25 herzinsuffizienten Patienten durch, die mit intravenösen Strophanthin-Injektionen behandelt wurden. Auf dem 23. Internistenkongress in München stellte Fraenkel 1906 seine Ergebnisse vor: »Der Puls des Kranken wird voller, seine Atmung langsamer und eine Harnflut bricht los … so wirkt diese rasche Hilfe durch intravenöse Injektion des Mittels wie eine Wunderkur.« [Fraenkel 1906]

Ein glänzender Erfolg und ein Fortschritt der Kardiologie. In schweren Fällen von Herzinsuffizienz kann die Strophanthin-Injektion lebensrettend wirken. 1909 führte der Kardiologe Henri Vaquez (1860–1936) die intravenöse Therapie mit g-Strophanthin (Ouabain) in Frankreich ein [Vaquez 1909]. Auch in den USA probierte man später Strophanthin-Injektionen aus [Levine 1920].

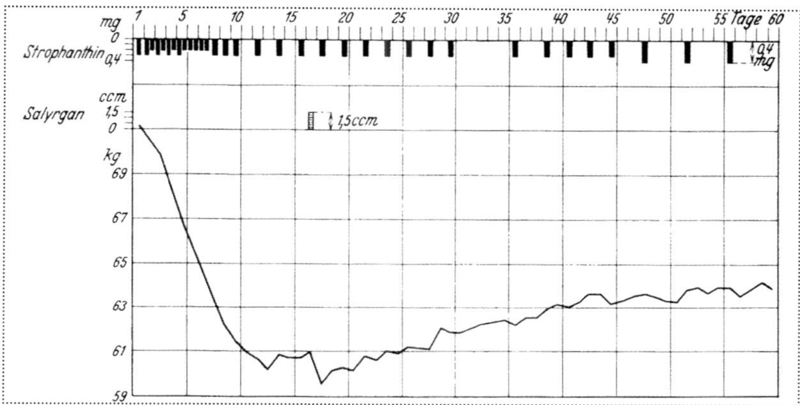

Fraenkels rationelle intravenöse Strophanthin-Therapie in der Praxis: Ein 61-jähriger Mann mit Herzinsuffizienz und Ödemen wird über 60 Tage mit 33 Injektionen k-Strophanthin (ca. 0,3 mg) behandelt (oben). Die untere Körpergewichtskurve zeigt die Ausschwemmung der Ödeme und das Erreichen des Sollgewichts (ca. 64 kg). Zur Verlaufskontrolle der Therapie gehörten noch Blutdruckmessungen, EKG-Ableitungen und Röntgenbilder [Fraenkel 1933].

Es gab aber auch Zweifel. Und es gab Todesfälle nach Strophanthin-Behandlung. Die Firma Boehringer Mannheim verbesserte die Herstellung und lieferte sterile Lösungen in speziellen Glasröhrchen. Fieberreaktionen kamen dann kaum mehr vor [Boehringer 1956].

Die klassischen Krankengeschichten wurden nun (wissenschaftlich) durch Tabellen mit Blutdruckwerten, Herzfrequenz und »Entwässerungskurven« ergänzt. Mit dem Röntgenbild beurteilte man den Verlauf der Herzinsuffizienz unter der Therapie mit Herzglykosiden. Albert Fraenkel gelang somit erstmals eine Arzneimitteltherapie, die mit den verfügbaren wissenschaftlichen Methoden hinreichend präzise gesteuert werden konnte – eine erfolgreiche Verbindung von Pharmakologie und Klinik. Anwendungsgebiete (Indikationen) für Strophanthin waren die akute Herzinsuffizienz mit Ödembildung und die chronische Herzinsuffizienz bei Patienten, die nicht auf Digitalis ansprachen [Thauer 1956; Hedinger 1957].

Im Gegensatz zu heute war damals die intravenöse Injektion bei praktischen Ärzten unüblich. Es herrschte eine »Scheu vor intravenöser Technik«, die Praktiker hatten »Bedenken«. Dies ist einer der Hauptgründe, warum sich die intravenöse Strophanthin-Therapie in den folgenden 20 Jahren nicht durchsetzen konnte. Zudem gab es Gegner der neuen Therapie, es gab Engpässe bei der Samenlieferung und es gab Konkurrenzpräparate – z. B. g-Strophanthin der Firma Merck, die es schaffte, ihr Präparat beim deutschen Heer unterzubringen. Außerdem gab Boehringer bis 1933 Strophanthin an Apotheker ab, die die Lösungen selbst herstellten. Obwohl sich Fraenkel nach Kräften für Boehringers »Kombetin« einsetzte, blieb der Umsatz des Präparats hinter den Erwartungen zurück. Das änderte sich erst, als 1933 Fraenkels Buch *Strophanthin-Therapie* erschien [Fraenkel 1933; Drings 2004].

Zudem war Fraenkels Sanatorium Speyerershof die »Hochburg« der Behandlung von Herzkranken mit Strophanthin in Deutschland. Fraenkel propagierte seine Strophanthin-Therapie auch im Ausland, mit Vorträgen in England und einem Beitrag im Fachblatt *Lancet* 1935. Albert Fraenkel war davon überzeugt, dass Digitalis und Strophanthin gleichwertige Herzglykoside sind – ein Irrtum, wie wir heute wissen [Fraenkel 1935].

Ernst Edens: Strophanthin-Indikationen

In der Frühphase der Strophanthin-Therapie hatte man relativ hohe Dosierungen benutzt und es war auch zu tödlichen Zwischenfällen gekommen, vor allem durch zu rasch aufeinanderfolgende Injektionen und Nichtbeachtung einer Digitalis-Vorbehandlung. Die individuell richtige Dosierung von Herzglykosiden war nach wie vor eine schwierige Sache und die Indikationen waren noch unzureichend erforscht.

Zu den Strophanthin-Pionieren des 20. Jahrhunderts gehört der Internist und Forscher Ernst Edens. Er befasste sich intensiv mit der Wirkung von Herzglykosiden bei Herzerkrankungen. Edens machte auf die Bedeutung der Herzvergrößerung (Hypertrophie) und der Herzschwäche (Herzinsuffizienz) für die Anwendung von Herzglykosiden aufmerksam. Er zeigte neue Indikationen für die orale Digitalisanwendung und die intravenöse Strophanthin-Therapie auf, beschäftigte sich mit toxischen (kumulativen) Effekten, mit direkten und indirekten Glykosidwirkungen und demonstrierte die Wirksamkeit der Strophanthin-Behandlung bei Patienten mit Angina pectoris.

Ein Digitalisforscher: »Das Wohl der Kranken ist oberstes Gesetz«

Ernst Edens wurde am 20. August 1876 in Rendsburg, Schleswig-Holstein, geboren und absolvierte dort auch das Gymnasium. Anschließend studierte er Medizin in Kiel, Berlin und München. Dann arbeitete er als praktischer Arzt sowie als Assistent in Kiel (Pathologie) und Berlin (Innere Medizin). 1906 ging er zur weiteren Ausbildung nach München, wo er Assistent des Internisten Friedrich von Müller (1858–1941) war. Hier habilitierte er sich und erwarb den Titel des außerordentlichen Professors. Kreislaufstudien, Elektrokardiografie und die klinische Behandlung mit Herzglykosiden waren seit 1907 Edens Arbeitsgebiete. Die Ergebnisse seiner Forschung fasste er in dem Buch *Die Digitalisbehandlung* (1. Fassung 1916, 3. Fassung 1943/48) zusammen [Martini 1944; Edens 1948].

1916 übernahm er die Leitung des Sanatoriums Luisenheim in St. Blasien im Schwarzwald. Hier entstand sein *Lehrbuch der Perkussion und Auskultation*. Edens profilierte sich zunehmend als Experte für die Wissenschaft und Praxis der Herz-Kreislauf-Therapie. 1925 (bis 1931) leitete er das Sanatorium Ebenhausen bei München und verfasste das Lehrbuch *Die Krankheiten des Herzens und der Gefäße* (1929). Nach Ebenhausen kamen bevorzugt Herzpatienten, insbesondere mit Angina pectoris. Edens beobachtete hierbei eine auffal-

Ernst Edens (1876–1944) befasste sich lebenslang mit der Erforschung von Herzglykosiden, insbesondere mit Strophanthin [Edens 1948].

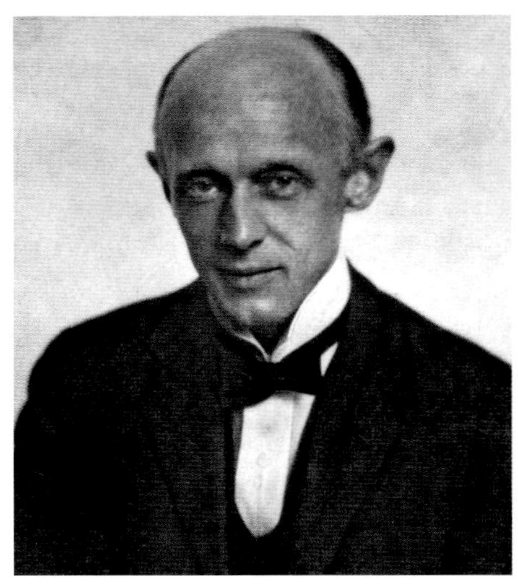

lend günstige Wirkung von Strophanthin bei Patienten mit Herzinsuffizienz plus Angina pectoris. Er erklärte sich dieses Phänomen durch eine bessere Herzdurchblutung bei verbesserter Herzleistung [Edens 1934].

1931 wurde er als Ordinarius für Innere Medizin und Direktor der Medizinischen Klinik nach Düsseldorf berufen. Drei Jahre später verkündete er nach klinischen Studien mit mehreren Hundert Patienten, dass »die intravenöse Strophanthin-Behandlung als die sicherste Behandlung der organisch bedingten Angina pectoris einschließlich des Herzinfarktes« zu gelten habe. Auf diesen innovativen Therapievorschlag reagierte die Ärzteschaft mit Zustimmung und Kritik. Edens sah sich aber in erster Linie dem Wohl der Kranken verpflichtet. Er war ein »Krankenbett-Kliniker« im besten Sinn und wagte die Behauptung: »Die Zeit wird kommen, in der man die Unterlassung der rechtzeitigen Strophanthinbehandlung als Kunstfehler verurteilen wird.«

Edens widmete sein Leben der Erforschung der Herzglykoside und kümmerte sich auch während der Kriegsjahre in seiner Düsseldorfer Klinik unermüdlich um Patienten. Ernst Edens starb am

19. März 1944. Sein ethisches Credo lautete: »Das Mitleiden ist die Seele der ärztlichen Kunst.« [Zimmermann 1964]

Strophanthin bei Angina pectoris

Seit 1907 kannte Edens die überwiegend systolische Wirksamkeit von Strophanthin und stufte es für Fälle hochgradiger Herzhypertrophie als besonders geeignet ein. Er hatte oftmals beobachtet, dass innerlich verabreichtes Digitalis meist nur bei gleichzeitig vorliegender Hypertrophie und Insuffizienz wirksam war und eine ausgeprägte systolisch-diastolische Wirkung zeigte – ablesbar an der Pulsverlangsamung. Strophanthin verstärkte schneller als Digitalis die systolische Herzleistung, erhöhte aber nicht die diastolische Herzfüllung. Daraus schloss Edens, dass auch Patienten mit koronarer Herzkrankheit (Angina pectoris, Herzinfarkt) von Strophanthin profitieren könnten. Diese Hypothese prüfte er erfolgreich seit 1931 bei Herzpatienten in seiner Klinik.

Eine Begründung dieser Indikation sah er darin, dass Strophanthin zwar wie Digitalis direkt die Herzkraft/-leistung stärkt, aber indirekt zur besseren Herzdurchblutung und zu günstigen energetischen Stoffwechseleffekten führt. Er ging auch davon aus, dass geringere Dosierungen von Glykosiden bei erkrankten menschlichen Herzen erfolgversprechender sind als die hohen Dosierungen in Tierversuchen. Edens benutzte Dosierungen von 0,1 bis 0,3 Milligramm Strophanthin. Die Erfahrungen mit vielen klinischen Patienten, deren anginöse Zustände und Anfälle positiv beeinflusst wurden, zeigten, dass durch Strophanthin offensichtlich eine energetische Unterversorgung des Herzmuskels gebessert wird.

In einer 1934 veröffentlichen Studie mit Angina-pectoris-Patienten bezeichnete Edens »die intravenöse Strophanthinbehandlung als die sicherste Behandlung der organisch bedingten Angina pectoris einschließlich des Herzinfarktes«. Albert Fraenkel kommentierte 1935 zustimmend: »Diese neuen Einsichten in die Wechselbeziehungen zwischen Blutbedarf des Herzens und Blutzufuhr durch die Koro-

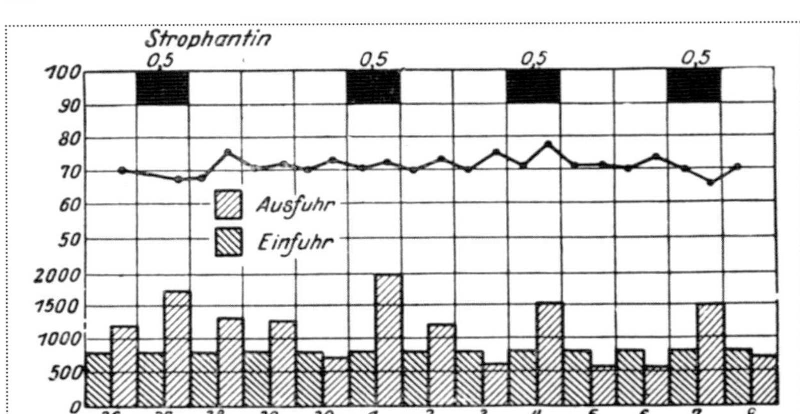

Herzinsuffizienz bei Koronarsklerose: Besserung der Herzarbeit ohne Absenkung der Herzfrequenz durch Strophanthin intravenös [Edens 1948].

narien machen es auch verständlich, wenn Edens unter wachsender Zustimmung seit einigen Jahren die längere Anwendung von Strophanthin zur Bekämpfung von Angina pectoris empfiehlt.« [Edens 1934]

Die damalige Strophanthinforschung ergab unter anderem, dass eine Koronargefäßinsuffizienz (mit oder ohne Herzinsuffizienz) durch therapeutische Strophanthingaben günstig beeinflusst wird. Unter Strophanthin kommt es zur verbesserten Koronardurchblutung und zum anhaltend verbesserten Energiestoffwechsel – zur »ökonomischen Herzarbeit«. Edens forderte auch, »Strophanthin zu geben, bevor, nicht nachdem Digitalis versagt hat.« Außerdem könne durch intravenöse Strophanthin-Behandlung das schwache Herz so leistungsfähig gemacht werden, dass es wieder auf eine orale Digitalisanwendung anspricht.

Edens Verdienst ist es, dass er auf den Zusammenhang von Herzleistung und Herzdurchblutung aufmerksam machte. Dies ist ein hochmoderner Aspekt der Herzphysiologie, der sich aus der Strophanthinforschung ergab und bis heute ein zentrales Thema der kardiologischen Therapie ist. In Bezug auf die praktische Behandlung von Herzkranken erklärte Edens nachdrücklich: »Jedes Herz hat seine eigene Digitalisdosis.« Auf diesen Gedanken wies in modifizierter Form später Berthold Kern immer wieder hin. Heute spricht man selbstverständlich von einer individuellen »Einstellung« eines Patienten auf ein Medikament [Blumberger 1964].

Der Glykosidforscher und Edens-Schüler K. Blumberger zog 1956 ein durchaus mit »nationalem« Stolz erfülltes Fazit: »Wenn andere Völker die Strophanthintherapie nicht kennen oder in ihr nicht über die Erfahrungen verfügen wie wir in Deutschland, so besitzen wir einen Vorsprung, den preiszugeben wir keinen Anlass haben. Mittlerweile habe ich festgestellt, dass wir im Ausland um unsere Kenntnisse und Sicherheit in der Strophanthintherapie bewundert und fast beneidet werden.« [Blumberger 1956]

Indikationen der intravenösen Strophanthin-Therapie nach Edens

- Bedrohliche Herzschwäche (akute Herzinsuffizienz)
- Schwere Stauungen/Ödeme
- Unverträglichkeit von Digitalisglykosiden (Erbrechen)
- »Überdehnung« des Herzens in Endstadien (Klappenfehler, Hochdruck, Herzhypertrophie)
- Herzinsuffizienz ohne Pulsbeschleunigung
- Angina pectoris und Herzinsuffizienz bei »Koronarsklerose«
- Herzinfarkt
- Herzinsuffizienz bei Herzmuskelentzündung (Myokarditis)
- Herzinsuffizienz bei Infektionskrankheiten, Fettleibigkeit und Überbelastungen
- Herzinsuffizienz durch Digitalisanwendung (toxische Herzrhythmusstörungen), Strophanthin als »Digitalis-Antidot«
- Durchblutungs- und Stoffwechselstörungen des Herzens mit Herzrhythmusstörungen (Arrhythmie)

Berthold Kern: Orale Strophanthin-Therapie

Nach 1945 war Strophanthin zur Behandlung von Herzkrankheiten mehr oder minder international bekannt. So erschien beispielsweise in New York 1946 ein Buch über klinische und experimentelle Erfahrungen mit Strophanthin des deutschen Autors Bruno Kisch, der Fraenkels intravenöse Anwendung propagierte. Allerdings bedauert der Rezensent, dass die Vorzüge des Glykosids darin weniger zur Geltung kommen, als es die Substanz verdient hätte [Kisch 1946]. Der international anerkannte Kardiologe Paul Dudley White empfiehlt in seinem Standardwerk *Heart Disease* Strophanthin intravenös bei »Herznotfällen«. Wegen der rasch einsetzenden Wirkung sei Strophanthin hier Digitalis überlegen [White 1946]. In jedem Fall war Deutschland führend, was Strophanthin betraf.

Strophanthin-Präparate zur Einnahme (oral) als Tabletten waren seit den 1920er-Jahren, Strophanthus-Extrakte und -Lösungen aus reinem g-Strophanthin (Ouabain) schon länger verfügbar. Solche Strophanthus-Lösungen führten mitunter zu starken Nebenwirkungen und waren nur unzuverlässig wirksam.

1949 stellte Boehringer Mannheim eine Tabletten-Zubereitung von g-Strophanthin zur sublingualen Anwendung (unter der Zunge) unter dem Namen »Strophoral« vor. Das Präparat erwies sich als überraschend erfolgreich in der ärztlichen Verordnung, wurde aber von Pharmakologen und Klinikern kontrovers bewertet. Man zweifelte an der zuverlässigen Wirksamkeit des Präparats. Dennoch brachten zahlreiche mittelständische Firmen eigene Strophanthin-Zubereitungen auf den Markt.

In den 1950er-Jahren waren mehr als 20 orale Präparate verfügbar. Darunter befanden sich magensaftresistente (mr) Tabletten (Purostrophan-Dragees, Kali-Chemie) und eine Ouabain-Lösung, die besonders rasch sublingual resorbiert wird (Strophoperm, Permicutan KG). Die verbesserte Zubereitung (Galenik) ermöglichte auch eine

Absenkung der Tagesdosis: Strophoral 20 bis 30 Milligramm, Purostrophan zwei bis sechs Milligramm und Strophoperm 0,5 bis ein Milligramm g-Strophanthin [Altmann 1952].

Seitdem, statt getrockneter Blätter und Extrakte, Reinwirkstoffe von Digitalis zur Verfügung standen, ging die wissenschaftliche Medizin dazu über, Strophanthin als »altmodische deutsche« Herzmedizin abzuqualifizieren. Man stritt darüber, ob Digitalispräparate gleich oder besser wirksam seien als Strophanthus-Präparate. Man sprach oralen Strophanthin-Präparaten die Wirksamkeit mit der Begründung ab, sie seien nicht ausreichend bioverfügbar im Vergleich zu Digitalis: Absorptionsrate von Digitoxin > 90 und Digoxin > 60 Prozent versus zwei bis 15 Prozent bei Ouabain/Strophanthin.

Heute wissen wir, dass dieses Argument deplatziert war, da für die Wirksamkeit eines Medikaments nicht nur die Bioverfügbarkeit, sondern vor allem die Konzentration im Blut entscheidend ist. Wirksame moderne Arzneistoffe wie Nisoldipin oder Ramipril haben ähnlich geringe Absorptionsraten wie Ouabain. Somit steht der oralen Wirksamkeit von Ouabain/Strophanthin als sachgerecht zubereitetem Medikament eigentlich nichts im Weg [Fürstenwerth 2010].

Auch die (heute geläufige) individuelle »Einstellung« eines Patienten auf ein orales Präparat legten die Strophanthin-Gegner (und Digitalis-Befürworter) als Beweis unzuverlässiger Wirksamkeit aus.

Der wissenschaftlichen Skepsis zum Trotz verordneten praktische Ärzte bis Ende der 1970er-Jahre ihren Patienten fleißig orale Strophanthin-Medikamente – 1976 standen laut *Rote Liste* (Deutsches Arzneimittelverzeichnis) 26 verschiedene Strophanthin-Präparate zur Auswahl. Offensichtlich profitierten die Herzpatienten davon. Zu dieser Zeit wurden 99 Prozent der weltweit verfügbaren Strophanthin-Medikamente oral eingenommen [Kern 1974]. Der Erfolg der oralen Strophanthin-Therapie in der ärztlichen Praxis – gegen den Widerstand der etablierten Medizin – war zum Großteil dem deutschen Internisten und Kardiologen Berthold Kern zu verdanken.

Ein innovativer Kardiologe: unbequeme Wahrheiten

»Wir haben ein Unrecht wieder gutzumachen. Die orale Strophanthin-Behandlung, die von der Generation unserer Väter als bedeutender Fortschritt gefeiert, weithin ausgebaut und mit überzeugenden Erfolgen zum Segen ihrer Herzkranken sachlich wie psychologisch gleich erstaunlich, ja rätselhaft ist. Für die Ärzte der Jahrhundertwende war Strophanthin der Erlöser von den Unzulänglichkeiten der Digitalis-Ära und der Wohltäter unzähliger hilfsbedürftiger Herzen. Die neuere Klinik hat dieses Mittel dann aber zur Spritzarznei verkümmern lassen und damit wieder den meisten unserer Herzkranken entzogen.« [Kern 1951]

Schon im Vorwort seines Hauptwerkes *Die orale Strophanthin-Behandlung* (1951) erkennt man das Sendungsbewusstsein von Berthold Kern, der angetreten war, unbequeme Wahrheiten über die etablierte Kardiologie auszusprechen. Sein Buch widmete Kern den Strophanthin-Pionieren Fraser, Fraenkel und Edens.

Die Erneuerung der Kardiologie betraf zunächst die Entwicklung eines zuverlässig wirksamen oralen Strophanthin-Medikaments. Für Kern stand fest, dass Strophanthin 1. »das qualitativ beste Herzglykosid ist« und 2. in galenisch geeigneter Zubereitung ein hervorragendes orales Medikament zur Behandlung von Herzinsuffizienz, Angina pectoris und anderen Herzkrankheiten sein konnte. Bis zu dieser Zeit waren überwiegend Strophanthus-Extrakte und g-Strophanthin zweifelhafter Wirksamkeit in Gebrauch. Berthold Kern entwickelte in Zusammenarbeit mit Boehringer Mannheim das orale Strophanthin-Präparat Strophoral.

Kerns Denken war maßgeblich von seinem Großvater K. R. Eduard von Hartmann (1842–1906) geprägt. Hartmann lebte nach der Promotion in Rostock lebenslang als Privatmann und Philosoph in Berlin. Sein Hauptwerk war die *Philosophie des Unbewussten*, die sich mit Aspekten der Lehren von Schopenhauer, Leibniz, Schelling und Hegel auseinandersetzte und von Nietzsche heftig angegriffen wurde. Das Werk erregte rasch Aufsehen und wurde zum Publikumserfolg

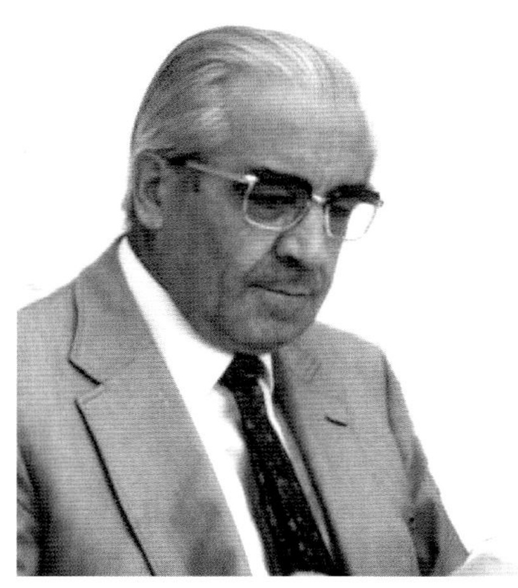

Der Internist und Kardiologe Berthold Kern (1911–1995) war maßgeblich an der Entwicklung einer wirksamen oralen Strophanthin-Therapie beteiligt.

(1869–1882). Weitere Werke Hartmanns waren *Das Ding an sich und seine Beschaffenheit* (1871), *Wahrheit und Irrtum im Darwinismus* (1875) und *Ästhetik* (1886/87) [Hartmann 1966].

Berthold Kern wurde am 5. Januar 1911 in Kiel geboren. Sein Vater war der Historiker Fritz Kern. Er hatte sich in Kiel 1909 habilitiert und arbeitete später als Professor für Mittlere und Neuere Geschichte an den Universitäten Frankfurt/Main und Bonn. Er war ein Gegner der Nazidiktatur und begab sich nach 1933 in die innere Emigration und 1944 ins Schweizer Exil, aus dem er 1948 zurückkehrte. Seine Mutter Bertha von Hartmann war die Tochter des Philosophen Eduard von Hartmann. Berthold Kern hatte noch zwei Schwestern.

Die Kindheit und Jugend verbrachte Kern in Kronberg (Taunus) und in Bonn. Die Gymnasialzeit schloss er mit dem Abitur in Bad Godesberg ab. Er studierte Medizin in Wien und Königsberg, wo Herbert Assmann (1882–1950) seit 1931 das Fach Innere Medizin vertrat und Leiter der Universitätsklinik war. An der Universität Freiburg traf Kern auf den Pathologen Franz Büchner (1895–1991), der seit 1936 als Nachfolger von Ludwig Aschoff (1866–1942) dort als Direktor des Pathologischen Instituts der medizinischen Fakultät fungierte [Wormer 1989]. Wie sein Vorgänger befasste sich auch Büchner mit kardiologischen Fragestellungen. Er erforschte die Koronarinsuffizienz, den Herzinfarkt und die Wirkungen der Lungenembolie auf den Herzmuskel. Büchner war der einzige prominente deutsche Mediziner, der öffentlich gegen Nazi-Verbrechen (z. B. »Euthanasie«) protestierte, in seinem Vortrag *Der Eid des Hippokrates*, 1941.

Berthold Kern absolvierte 1935 in Freiburg erfolgreich das medizinische Staatsexamen und wurde seit 1941 als Truppenarzt an der Ostfront in Russland eingesetzt, auch im Standort-Lazarett in Ulm. Nach Kriegsende arbeitete Kern von 1946 bis 1990 als niedergelassener Arzt, Internist und Kardiologe in eigener Praxis in Stuttgart. Neben der ärztlichen Versorgung seiner Patienten widmete sich Kern vor allem kardiologischen Fragestellungen, veröffentlichte Bücher und mehr als 40 Fachartikel. Zusammen mit seiner Frau Margarete verfasste er das Buch *Grundlagen der Inneren Medizin*. 1948 erschien die Monographie *Die Herzinsuffizienz*, wo er bereits die Vorzüge von Strophanthin gegenüber Digitalisglykosiden hervorhob. In seinem Hauptwerk *Die orale Strophanthin-Behandlung* (1951) begründete Kern ausführlich den Nutzen der Therapie für Herzpatienten, gab Einblick in die Entwicklung von Strophoral und präsentierte eine umfangreiche Anwendungsbeobachtung. 1969/1974 veröffentlichte er das Buch *Der Myokardinfarkt*, das sich mit der Entstehung und Vorbeugung des Herzinfarkts befasste.

Kern unterschied zwischen Links- und Rechtsherzerkrankungen, was damals wissenschaftlich innovativ war und skeptisch betrachtet wurde – aber heute allgemein anerkannt ist. Strophanthin war für Kern das Mittel der Wahl zur Vorbeugung des Herzinfarkts und zur Behandlung von Linksherzerkrankungen. Geradezu aufrührerisch erschien urplötzlich Kerns These, dass Herzinfarkte nicht eine Folgeerscheinung der Koronarsklerose sind, sondern aufgrund von Mangelversorgung und Stoffwechselveränderungen im Herzmuskel auftreten – dies, obschon die Bedeutung der Koronarsklerose für den Herzinfarkt unter Forschern bereits mindestens seit den 1930er-Jahren heftig umstritten war.

Am 19. November 1971 kam es zu einem denkwürdigen »Tribunal« unter den Augen von Presse, Rundfunk und Fernsehen in Heidelberg, wo Kerns Thesen zur Entstehung des Herzinfarkts von führenden Vertretern deutscher Wissenschaftsorganisationen »offiziell« als »nicht hinreichend belegt« verdammt wurden. Dieses Ereignis trug einiges zur internationalen Ächtung des Herzmittels Strophanthin und des Kardiologen Berthold Kern bei [Schmidsberger 1975].

Berthold Kern starb am 16. Oktober 1995 in Stuttgart. In einem Nachruf ist zu lesen, dass sich Kern in erster Linie als Arzt im humanistischen und hippokratischen Sinn gesehen hat. Er suchte die gestaltenden Kräfte und Gesetzmäßigkeiten oberflächlich sichtbarer Krankheitsbilder in der Tiefe zu erfassen. Berthold Kern betrachtete sich als ein »lebenslang Lernender«, der Theorie und Praxis im schöpferischen Sinn verbinden wollte – nach dem Vorbild der Natur.

Das Tribunal: Schettler versus Kern

Berthold Kern hatte sich bereits seit Erscheinen seiner Strophanthin-Monographie in der Kardiologenszene unbeliebt gemacht. So ist eine

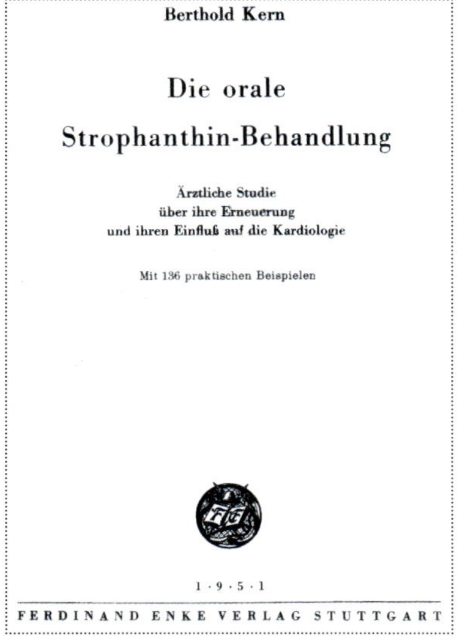

Berthold Kern

Die orale

Strophanthin-Behandlung

Ärztliche Studie
über ihre Erneuerung
und ihren Einfluß auf die Kardiologie

Mit 136 praktischen Beispielen

1·9·5·1

FERDINAND ENKE VERLAG STUTTGART

Titelblatt des Grundlagenwerks zur oralen Strophanthin-Therapie von Berthold Kern

Rezension aus dem Jahr 1951 in einem englischen Fachblatt ein Komplettverriss des Werks. Man lässt die positiven klinischen Erfahrungen mit Strophoral nicht gelten und konstatiert bloße »Wellnesseffekte« des Mittels – Fazit: *It cannot be recommended.* Die Aversion gegen Strophanthin vollzog sich im Nachkriegsdeutschland vor dem Hintergrund, dass aus den USA und England neue Digitalispräparate auf den Martkt drängten, die reine Wirkstoffe enthielten. Zudem hatte man ja schon länger die Bioverfügbarkeit von Ouabain/Strophanthin – zu Unrecht – bezweifelt. Digitalis hatte nun nach offizieller Lesart das zu bevorzugende Herzglykosid zu sein.

Ein weiteres K.O.-Kriterium für Strophanthin und die Herzinfarktthesen von Berthold Kern war die seit den 1960er-Jahren aufkommende »Cholesterinhysterie«. Seit dieser Zeit lautet das Herzinfarkt-Dogma etwa so: Cholesterin verursacht Arteriosklerose (Arterienverkalkung), was zu Herz-Kreislauf-Erkrankungen und Herzinfarkt führt. Aus lediglich epidemiologischen Daten der 1950er-Jahre hatte man eine Hypothese gemacht, die zum Dogma mutierte. Fetthaltige und cholesterinreiche Nahrungsmittel (man denke an das definitiv harmlose Hühnerei) sollten die Ursache erhöhten Cholesterinspiegels sein, der wiederum Arteriosklerose, Herzinsuffizienz und Herzinfarkt verursacht. Damit war der Bereich Gesundheit für milliardenschwere Geschäftsfelder vorbereitet: fettarme »Light«-Produkte, Margarine, Medikamente, populäre Diäten, öffentliche Kampagnen, Forschungsgelder u. a.

1977 stufte das US-Gesundheitsministerium Cholesterin offiziell als schädlichen Nährstoff ein. Und noch 2014 beharrte die Behörde auf der Cholesterin-Infarktrisiko-Hypothese. Die Neufassung von 2015 sieht nun urplötzlich keinen Zusammenhang mehr zwischen Cholesterinkonsum und Cholesterinspiegel. Starre allgemein gültige Cholesterin-Grenzwerte sind mittlerweile aufgegeben worden. Auch die versprochenen Gesundheitswirkungen von Light-Produkten blieben aus.

Die Bedeutung des Cholesterinspiegels als Risikofaktor für Herz-Kreislauf-Erkrankungen wird nach wie vor kontrovers beurteilt.

Strophanthin bietet sich vor diesem Hintergrund als alternatives Herzschutzmittel mit andersartigen Wirkmechanismen an.

Das Vorspiel zum Kern-Tribunal inszenierte der Chef der Wissenschaftsredaktion des Massenmediums »Bunte Illustrierte«, Dr. Peter Schmidsberger, ab 1969. Mit einer reißerisch aufgemachten Artikelserie beschwor er das Versagen der Schulmedizin:

- »Am Herzinfarkt muss keiner mehr sterben«
  (Die bisherige Lehrmeinung ist überholt.)
- »Ich habe ganz einfach Angst«
  (Und nur noch eine Hoffnung: Dr. Kern.)
- »Opfer einer falschen Lehre« (Die herrschende Lehre steckt voller Widersprüche und unhaltbarer Voraussetzungen.)
- »So schützen Sie sich vor dem Infarkt«
  (Wer mit diesem Medikament behandelt wird, muss keine Angst vor dem Herztod mehr haben.)
- »Strophanthin kann über Leben und Tod entscheiden!«

Kern ließ sich in diese Medienkampagne einbinden und fungierte als Kronzeuge gegen eine verfehlte Herzmedizin. Wissenschaftler und Mediziner fühlten sich öffentlich (und persönlich) angegriffen – man fürchtete möglicherweise eine Rufschädigung, die Gewinnerwartungen aufgrund des Koronar-Cholesterin-Dogmas gefährden könnte. So wurde als Gegenoffensive eine öffentliche Sitzung einberufen, die vordergründig der Klärung von wissenschaftlichen Fragen dienen sollte. Die Anhörung fand am 19. November 1971 im Restaurant Molkenkur in Heidelberg statt [Schmidsberger 1975].

Die Kontrahenten waren Berthold Kern sowie der Heidelberger Ordinarius für Innere Medizin und selbsternannte »Cholesterinpapst« Gotthard Schettler. Die Protagonisten hätten nicht gegensätzlicher sein können! Auf der einen Seite der humanistisch durchdrungene Kern, dessen Vater im Widerstand gegen die Nazidiktatur gewesen war. Auf der anderen Seite das Ex-NSDAP-Mitglied Schettler, der (wie viele andere deutsche Mediziner) trotz brauner Vergangenheit Karriere im Nachkriegsdeutschland gemacht hatte. Der bayerische Kardiologe Max Halhuber bezeichnete die Kern-Thesen sogar »als geschlossenes Wahnsystem«. Am Ende der Sitzung kam man zu folgendem Ergebnis: »Die anwesenden Wissenschaftler sind der Auffassung, dass es unverantwortlich ist, wenn die Thesen des Herrn Dr. Kern in der Öffentlichkeit weiterverbreitet werden, bevor durch eine prospektive, kontrollierte Untersuchung ihr Wahrheitsgehalt hinreichend nachgewiesen ist.« [Gillmann 1971]

Selbst das »seriöse« Magazin *Der Spiegel* schlug sich auf die Seite des Gewinners Schettler. Berthold Kern war für die Medizin und Wissenschaft »erledigt« und mit ihm »sein« Strophanthin – ein Herzmittel, gegen das fast 100 Jahre lang niemand etwas einzuwenden gehabt hatte, und ein Medikament, von dem Ärzte, Patienten und Pharmahersteller gleichermaßen profitiert hatten. Strophanthin war fortan international geächtet. Es galt als giftig, nicht bioverfügbar und oral unwirksam, mithin ungeeignet zur Behandlung von Herzkranken.

Das Todesurteil für orales Strophanthin bei der Indikation Angina pectoris liest sich unter dem Einfluss von Gotthard Schettler so: »Mörl hält eine Stellungnahme aus aktuellem Anlass im Hinblick auf die perorale bzw. linguale Strophanthinbehandlung für notwendig, weil diese von Außenseitern in diesem Lande (bzw. der DDR) vertreten werden (von Ardenne, Kern). Beide Autoren des vorliegenden Kapitels lehnen eine derartige Strophanthinbehandlung als in ihrer Wirksamkeit nicht bewiesen ab. Die Beweisgründe, die die genannten Verfechter der Hypothese des therapeutischen Wertes des peroral sive perlingual applizierten Strophanthins anführen, sind in keiner Weise überzeugend.« [Gill 1978]

Die Umsätze mit Strophanthin sanken. Strophanthin-Präparate verschwanden allmählich vom Markt. Von ehemals mehr als 20 Präparaten waren 1989 noch 13 verfügbar und 1997 nur noch drei. Pharmafirmen haben es bislang nicht gewagt, sich erneut mit Strophanthin zu befassen – »Strophanthin« erschien zu stark diskreditiert. Mittlerweile ist genügend Gras über den unseligen Zwist um Strophanthin gewachsen, sodass man es Herzpatienten nicht noch länger vorenthalten sollte. Es ist höchste Zeit für ein Comeback.

Es wäre auch an der Zeit für eine Rehabilitierung des Kardiologen Berthold Kern, dessen Thesen sehr viel Unterstützung aus der Forschung bekommen haben. Die Heinrich-Heine-Universität verleiht seit 1967 regelmäßig den Ernst-Edens-Preis zur Förderung des wissenschaftlichen Nachwuchses. Und die Deutsche Gesellschaft für Kardiologie (DGK) erinnert alljährlich mit dem Albert-Fraenkel-Preis an den deutschen Strophanthin-Pionier. Der innovative Internist Berthold Kern wurde aus dem kardiologischen Gedächtnis gestrichen. Es stünde der deutschen Kardiologie gut zu Gesicht, das Werk Berthold Kerns neu zu bewerten und seine Leistung für die Herzmedizin angemessen zu würdigen – vielleicht mit einem Berthold-Kern-Preis der Universität Freiburg für Arbeiten zur klinischen Therapie?

Cornavita: Postmodernes Strophanthin

Seit 2012 gibt es weder in Deutschland noch in einem anderen Land ein zugelassenes pharmazeutisches Ouabain/Strophanthin-Präparat. Angesichts der über 100-jährigen Arzneimittelgeschichte – was nur wenige Arzneistoffe vorweisen können – und des einzigartigen Wirkprofils von Strophanthin sollte es doch möglich sein, diesem Herzmittel zu der längst überfälligen Renaissance zu verhelfen.

Dieses Ziel hat sich das Startup-Unternehmen *Cornavita* gesetzt (*www.cornavita.de*). Mit der Gründung des Unternehmens soll die klinische Entwicklung des Wirkstoffs Ouabain vorangetrieben werden. Zahlreiche aktuelle Forschungsergebnisse weisen darauf hin, dass das Herzglykosid grundlegende physiologische Vorgänge in Bezug auf Herzerkrankungen günstig beeinflusst. Möglicherweise ist Ouabain auch ein körpereigenes Hormon. Zunächst soll ein orales Ouabain-Präparat für die Indikation Herzinsuffizienz entwickelt werden.

Das (vorläufige) Ende von Strophanthin

Noch in den 1970er- und 1980er-Jahren waren Strophanthin-Präparate in Deutschland Standardmedikamente zur Behandlung von Herzerkrankungen. k-Strophanthin wurde bevorzugt intravenös, g-Strophanthin oral eingesetzt. Seit 1961 gibt es in Deutschland ein Arzneimittelgesetz, das 1976 noch verschärft wurde. Vor diesem Zeitpunkt auf dem Markt befindliche Medikamente wurden als »fiktiv zugelassen« eingestuft. Hersteller sollten bis 1997 die Sicherheit und Wirksamkeit ihrer Produkte durch entsprechende Studien nachweisen. Nach einer erneuten Fristverlängerung bis 2001 verloren anschließend etwa 10 000 Arzneiprodukte ihre Zulassungen.

Bis 1990 verzichteten fast alle Hersteller von Ouabain/Strophanthin-Präparaten auf den weiteren Vertrieb solcher Medikamente. Nur die Firma Herbert Arzneimittel GmbH, später Brahms Arzneimittel GmbH, bot ihr Medikament Strodival noch an. 2003 kaufte der schwedische Generikahersteller Meda diese Firma auf, ohne Studien für die Nachzulassung von Strodival durchzuführen. Dessen fiktive Zulassung sollte 2005 erlöschen. Angesichts dieser Situation versuchte eine Gruppe von Ärzten, Heilpraktikern und Patienten beim Bundesgesundheitsministerium eine Fristverlängerung zu erreichen. Diese Intervention führte zur Erlaubnis einer Nachzulassung bis 2011. Da Meda die nötigen Studiendaten nicht vorlegte, wurde der Vertrieb von Strodival offiziell am 1. August 2012 beendet.

Seither gibt es Ouabain/Strophanthin-Präparate nur noch als frei verkäufliche Homöopathika und als rezeptpflichtige Eigenherstellungen in Apotheken (Defektur-Arzneimittel). Dazu benutzt man standardisierte Extrakte von Strophanthus-Samen, wässrig-alkoholische Wirkstofflösungen und feste Wirkstoffe in Kapselform. Diese Zubereitungen haben in der Regel keine optimale Galenik. Somit müssen derzeit alle Beteiligten, die Strophanthin einsetzen, mit der unbefriedigenden Situation leben, dass die Wirkstoffaufnahme (Resorption) und Wirkung solcher Präparate unsicher ist.

Die ungeregelten Zustände bezüglich Strophanthin bereiteten nachfolgend den Boden für allerlei Spekulationen und Verschwörungstheorien: Strophanthin als Opfer von Machenschaften der Pharmaindustrie und Schulmedizin, Strophanthin als Wundermittel gegen Krebs, Aids und Malaria – sogar eine dubiose US-Sekte (»Jim Humble«) bemächtigte sich des Strophanthins. Das hat Strophanthin nicht verdient! Das »Image« von Strophanthin droht somit vollends in die Sphäre der Quacksalberei abzurutschen. Das sollten wir nicht zulassen!

Das zukünftige orale Strophanthin

Was wird nun aus Strophanthin? Die Rehabilitation und Wiedergeburt von Strophanthin als wirksames Mittel bei Herzinsuffizienz ist bereits in die Wege geleitet. Die Neuzulassung von g-Strophanthin (Ouabain) ist in Vorbereitung. Dieser Aufgabe hat sich das Startup-Unternehmen *Cornavita* verschrieben. Die treibende Kraft des Vorhabens ist der Naturwissenschaftler Dr. Hauke Fürstenwerth – ein postmoderner Strophanthin-Pionier (*www.fuerstenwerth.com*).

Um eine Neuzulassung von Strophanthin zu erreichen, müssen die Vorgaben des Arzneimittelgesetzes erfüllt werden:

- Darlegung der pharmazeutischen Qualität des Medikaments (Präklinik)
- Pharmakologische und toxikologische Studien (Präklinik)
- Klinische Studien als Beleg der Wirksamkeit und Sicherheit des Medikaments

In Bezug auf die klinische Therapie mit Strophanthin-Präparaten zur Behandlung der Herzinsuffizienz kann man auf gut dokumentierte, jahrzehntelange praktische Erfahrungen zurückgreifen – dies darf nicht länger ignoriert werden. Was fehlt, sind beispielsweise Vergleichsstudien mit den Wirkstoffen der aktuell empfohlenen Standardtherapie, etwa Betablockern und ACE-Hemmern.

Der Wirkstoff Ouabain ist als vergleichsweise preisgünstige Reinsubstanz verfügbar. Für die Entwicklung geeigneter Zubereitungen und zur Gewinnung präklinischer Daten sowie für die großtechnische Herstellung gibt es externe Dienstleister. *Cornavita* selbst kümmert sich um die Entwicklung und das Management des Projekts. Qualifizierte externe Experten werden für diesen Prozess hinzugezogen. Die Neuzulassung von Strophanthin soll in drei Stufen erfolgen (*www.cornavita.de*):

- **Stufe I:** Erarbeitung einer Galenik, die zur oralen Anwendung geeignet ist, Analyse von bekannten Dosierungen und unterschiedlichen Zubereitungen zur oralen Einnahme. Zielvorgabe sind Dosierungen bei oraler Anwendung, mit denen Serumkonzentrationen wie bei intravenöser Strophanthin-Injektion erreicht werden.
- **Stufe II:** Erarbeitung der toxikologischen Daten (inklusive Genotoxizität) der gefundenen oral anwendbaren Zubereitung. Experimentelle Daten zur Toxikologie von Ouabain (Tierversuche) sind in der vorliegenden Literatur reichlich vorhanden. Stoffwechseluntersuchungen (Metabolismus) sind nicht nötig, da Ouabain nicht verstoffwechselt, sondern unverändert ausgeschieden wird (zwei Drittel über die Nieren und den Darm).
- **Stufe III:** Klinische Studien werden in Abstimmung mit den Zulassungsbehörden durchgeführt. Die Studienprotokolle werden in Abstimmung mit einem kardiologischen Expertengremium erstellt.

Pharmaforschung kostet Geld – sehr viel Geld. *Cornavita* setzt hier auf Eigenfinanzierung – im Zeitalter von »Crowdfunding« eine gute Idee. Derzeit steht das Konzept für die Strophanthin-Renaissance und man bemüht sich um Geldgeber für das Projekt Neuzulassung. Institutionelle Investoren sind noch zurückhaltend. Aber das könnte sich rasch ändern. Das Projekt kann durchaus mit wenigen Millionen Euro realisiert werden. Private Anleger werden sich zunächst mit dem Kauf von Unternehmensanteilen beteiligen und das Projekt anschieben. Da – bei allem, was über Ouabain/Strophanthin bekannt ist – davon auszugehen ist, dass ein neues orales Medikament sehr erfolgreich sein wird, haben Anleger hohe Gewinne zu erwarten. Weil der Bedarf an »neuen« Mitteln zur Behandlung der Herzinsuffizienz gleichfalls hoch ist, besteht eine realistische Chance, dass das Unternehmen dann zum hundertfachen Preis an Pharma- oder Biotechnologiefirmen weiterverkauft werden kann. Dafür gibt es zahlreiche Beispiele aus der jüngsten Vergangenheit.

Ich bin optimistisch und rechne damit, dass es in absehbarer Zeit wieder ein Ouabain/Strophanthin-Medikament geben wird – zum Wohl der Herzpatienten. Die Rückkehr des Herzmittels Strophanthin, das mit einer erfolgreichen und nachhaltigen Karriere aufwarten kann, sollte möglich sein.

Arzneimittel-Karriere: Strophanthin/Ouabain

1886/87	Tincture of Strophanthus *(Strophanthus kombé), Burroughs Wellcome* (England), *E.R. Squibb & Sons* (USA).
1905	g-Strophanthin.cristallis.Thoms *(Strophanthus gratus),* Merck Darmstadt, intravenös/oral.
1907	Kombetin *(Strophanthus kombé),* Boehringer Mannheim, Injektionslösung.
1909	Ouabain-Arnaud, Injektionslösung.
1921	Purostrophan (g-Strophanthin), Kali-Chemie, Lösung/ Dragees.

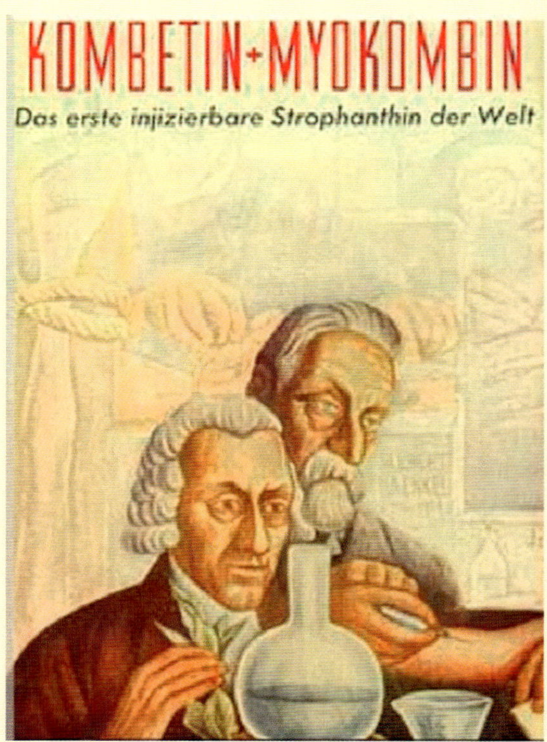

Kombetin-Werbung (1950er-Jahre)

1922 Ouabain-Tabletten in Frankreich (g-Strophanthin).

1938 Deriphyllin-Strophanthin (Theophyllin + k-Strophanthin), Homburg, Traubenzuckerlösung.

1939 Rote Liste: Kombetin (Strophanthin Boehringer), Injektionslösung; Purostrophan »Rhenania« (g-Strophanthin »Güstrow«), Injektionslösung; Strophalen »Tosse«, Tropfen; Strophanthin compositum »Boehringer«, Injektionslösung; g-Strophanthin »Güstrow«, Tabletten; Strophantifix »Medprodukt«, Tinktur/Tabletten; Strophanthose »Rhenania«, Injektionslösung; Strophosid »Sandoz« (k-Strophanthin), Injektionslösung.

1949 Strophoral (g-Strophanthin), Boehringer Mannheim, perlinguale Tablette.

1952 Rote Liste: Purostraphan; Strophadenyl; Strophalen; g-Strophanthin »Atmos«; g-Strophanthin-Ampullen »Hageda«; Strophanthin Hameln; g-Strophanthin-Amp. »Medipharm«; Strophanthin-Glycovarin; Strophanthyl; Strophantogen; Strophantose; Strophapin; Strophedrin; Strophil; Stroph-Inversol; Strophoperm; Strophoral; Strophosid »Sandoz«; Strovit; Kombé-Strophanthin »Picken«; Kombetin; Kombetin cum Coffeino.

1963 Rote Liste: Kombetin, Boehringer Mannheim, Injektionslösung; Purostrophan, Kali-Chemie, Injektionslösung/Tropfen/Tabletten; Purostrophyll, Kali-Chemie, Dragees; g-(oder k-) Stroglucon (I und II), Drobena, Injektionslösung; Stroph-adenyl-Tropfen, Hennig; Strophalaurin, Kalco, Tropfen; k-Strophanthin »Bonz«, Injektionslösung; k-Strophanthin Hameln, Injektionslösung; k-Strophanthin »Dr. Fresenius«, Injektionslösung; Strophanthin-Rectiole; Strophantose, Kali-Chemie, Injektionslösung; Strophedrin, Bram-Berlin, Tabletten/Supp.; Strophil, Südmedica, Injektionslösung; Stroph-Inversol, Wolff, Injektionslösung; Strophinvert, Zirkulin, Injektionslösung; Strophocor, Hennig, Injektionslösung/Tropfen; Strophohelfren, Hefa, Injektionslösung; Stro-

HOMBURG
·HOMBURG·
PRÄPARATE
auf Purinkörperbasis
zur Herz- und Kreislaufbehandlung
1933
DERIPHYLLIN®
Theophyllin-Diaethanolamin
1935
PERPHYLLON®
Oxyaethyltheophyllin-Homburg-(Cordalin), Papaverin,
Eumydrin® Bayer, Phenylaethylbarbitursäure
1936
DERIMINAL®
Deriphyllin (= Theophyllin-Diaethanolamin)
+ Phenylaethylbarbitursäure
1938
DERIPHYLLIN-
STROPHANTHIN®
Theophyllin-Diaethanolamin + k-Strophanthin
in Traubenzuckerlösung
HOMBURG
·HOMBURG·
PRÄPARATE
auf Purinkörperbasis
zur Herz- und Kreislaufbehandlung
1948
PERIPHERIN®
HOMBURG
Theophyllin-Ephedrin + Oxyaethyltheophyllin
1951
CORDALIN®
Oxyaethyltheophyllin-Homburg-
1951
CORDALIN®
STROPHANTHIN
Oxyaethyltheophyllin-Homburg-
+ k-Strophanthin
1956
CORDABROMIN®
1-(β-Oxypropyl)-theobromin
1957
CORDABROMIN®
DIGOXIN
1-(β-Oxypropyl)-theobromin
+ Reinglykosid aus Digitalis lanata

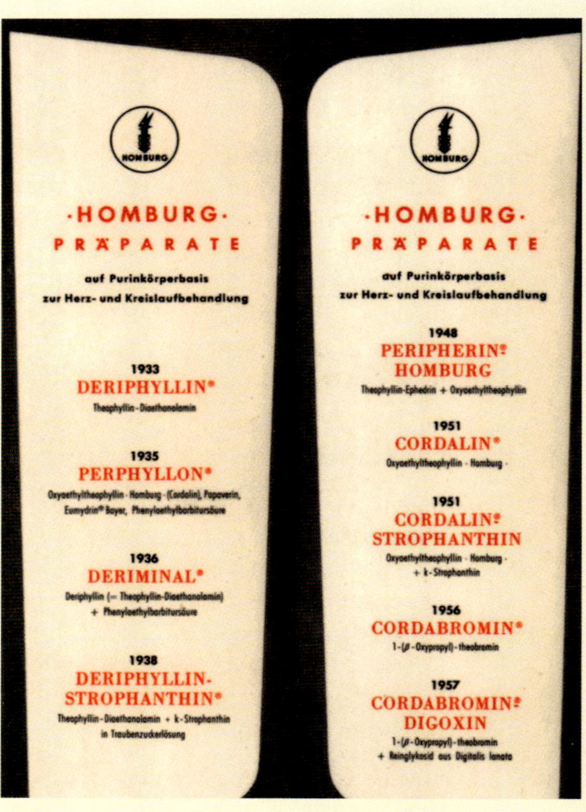

Strophanthin-Präparate im Portfolio der Pharmafirma Homburg

phoperm, Permicutan, Tropfen perlingual; Strophoral, Boehringer Mannheim, Tropfen; Strophosid, Sandoz, Injektionslösung; Strophyllose, Kali-Chemie, Injektionslösung; Strovit, Drobena, Injektionslösung.

1974 Rote Liste: Alvonal MR; g-Strophanthin Drobena; Kombetin; k-Strophanthin Drobena; k-Strophanthin Hameln; Purostrophan; Strodival; Strophoperm; Strophoral; Melostrophan; Strophinvert; Cordalin-Strophanthin; Euphyllin-Strophanthin; Novophyllon Strophanthin; Permanil-Strophanthin; Stabilocard; Strophadenyl; Strophotrend – acht Strophanthus-Homöopathika.

1976	Rote Liste: Alvonal MR; g-Strophanthin Drobena; Kombetin; k-Strophanthin Drobena; k-Strophanthin Hameln; Purostrophan; Strodival; Strophoperm; Strophoral; Melostrophan; Trauphantin; Stenopressin Tr./Tabl.; Cordalin-Strophanthin; Cor-Neo-Nervacit/forte; Crataegutt-Strophanthin pro inj.; Euphyllin-Strophanthin; Permanil-Strophanthin; Purostrophyll; Stabilocard; Strophadenyl; Strophil; Strophotrend; Theo-Alvonal; Theokombetin; Theophanthin; Strophocor – 17 Strophanthus-Homöopathika.
1978	Zulassungen in Italien: Strofopan, Strophoral, Strofacor.
1989	Rote Liste: Alvonal MR; Kombetin; Purostrophan; Strodival; k-Strophanthin Hameln; Melostrophan; Cordalin-Strophanthin; Cor-Neo-Nervacit-S; Crataegutt-Strophanthin; Purostrophyll; Strophanon; Theokombetin; Theophanthin; Strophocor – fünf Strophanthus-Homöopathika.
1997	Rote Liste: Kombetin; Strodival; g-Strophanthin Jenapharm.
2004	Rote Liste: Strodival.
2012	Einstellung des Vertriebs von Strodival.

* Rote Liste = Arzneimittelverzeichnis für Deutschland

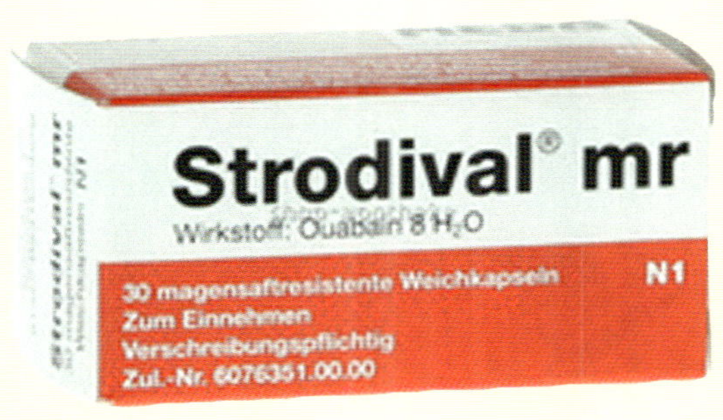

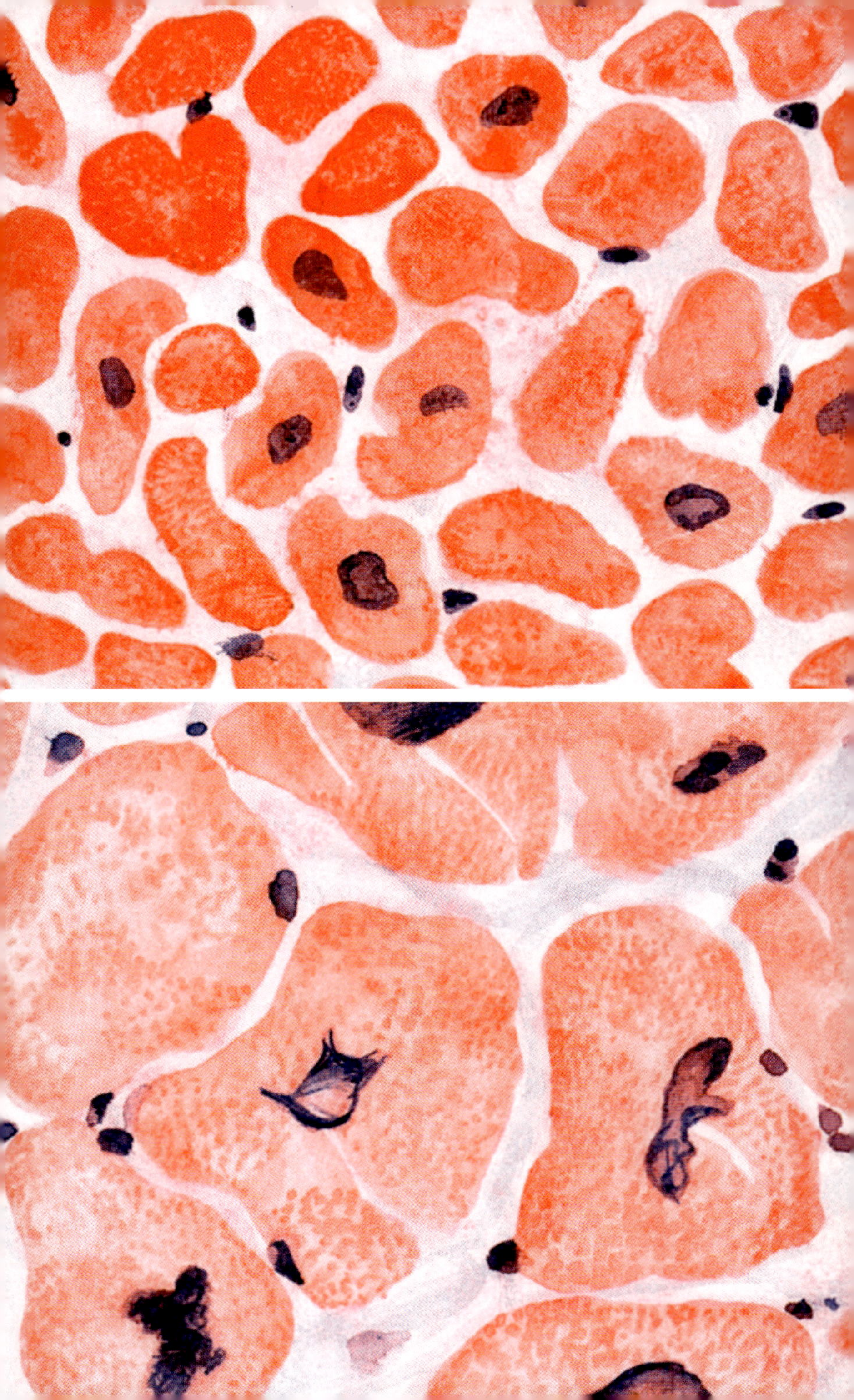

Das schwache Herz

Nicht die Atombombe ist die Gefahr von morgen –
es ist das menschliche Herz.

Albert Einstein

Wirklich nur das Alter oder doch das Herz? Herzinsuffizienz (»Herzschwäche«) ist weit verbreitet [Roger 2010; Liu 2014]. Schätzungsweise sind in Europa zehn Millionen und in Deutschland 1,8 Millionen Menschen betroffen. Jedes Jahr kommen mehr als 300 000 neue Patienten hinzu. Herz-Kreislauf-Erkrankungen sind die führenden Todesursachen (2013: 354 493), noch vor Krebserkrankungen (2013: 223 842). Herzinsuffizienz ist die fünfthäufigste Todesursache unter den Herz-Kreislauf-Erkrankungen in Deutschland. 2019 starben hierzulande 35 297 Menschen daran (Herzinfarkt: 44 282) [Deutsche Herzstiftung 2021].

Die seit Jahren ansteigende Erkrankungshäufigkeit der Herzinsuffizienz erreichte 2019 einen neuen Höchststand (+ 4,8 % gleich 31 316 Patienten mehr als im Vorjahr). Die Sterblichkeit mit Todesursache Herzinsuffizienz verringerte sich nach einem Anstieg 2015 (47 414) bis 2019 (35 294) – Anzeichen verbesserter Therapie? [Deutsche Herzstiftung 2021].

Herzmuskelgewebe unter dem Lichtmikroskop: Schnittbild von normalem Herzmuskelgewebe (oben); Schnittbild von hypertrophiertem Herzmuskelgewebe (unten).

Bei Herzinsuffizienz reicht die Kontraktionskraft des Herzens nicht mehr aus, um genügend Blut in den Kreislauf zu pumpen. Dann reagiert das Herz mit einer Hypertrophie des Muskelgewebes: Die Herzmuskelzellen nehmen an Größe zu, um das Leistungsdefizit auszugleichen – meist ohne Erfolg. Die Herzschwäche verstärkt sich zunehmend, wenn die Energieversorgung des Muskelgewebes nicht verbessert wird.

Anatomie: Herzmuskel

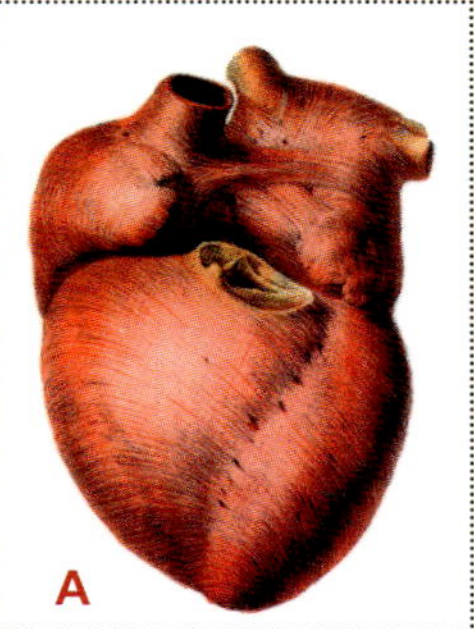

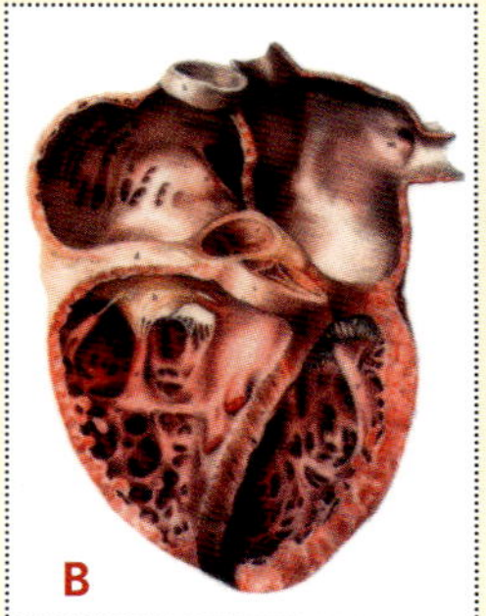

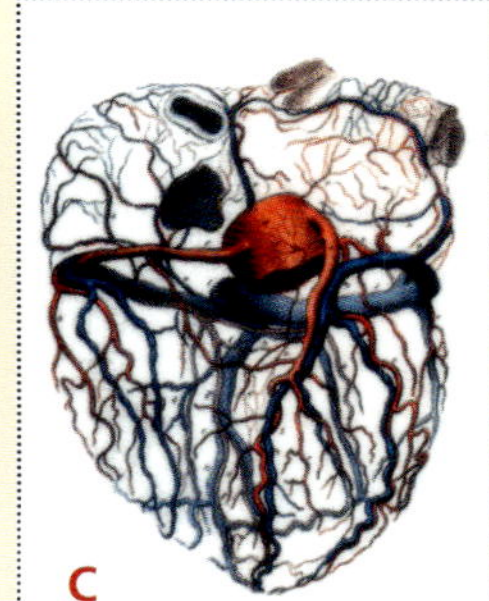

A: Herzmuskel: Myokard mit Faserbündelstruktur in Vorderansicht. Das Herz besteht aus dichtem Muskelgewebe (Myokard), das innen von einer Membran ausgekleidet ist (Endokard). Die gesamte Herzmuskulatur ist aus Bündeln gestreifter Muskelfasern aufgebaut. Furchungen lassen vier verschiedene Herzmuskelteile erkennen: zwei Herzvorhöfe (Atrien) und zwei Herzkammern (Ventrikel), getrennt durch Scheidewände. Die beiden Vorhöfe gehen in zwei abgeflachte und unregelmäßig geformte Herzkammern über.

B: Herzhöhlen: linke und rechte Vorhöfe (oben) und Herzkammern (unten). Das Herz wird von einer Muskelwand in eine rechte und linke Hälfte aufgeteilt. Jede Hälfte besteht aus zwei Hohlräumen: dem Vorhof oben und der Herzkammer unten. Die beiden Vorhöfe und Herzkammern sind jeweils durch eine Scheidewand voneinander getrennt. Somit schlagen zwei Herzen in unserer Brust: das rechte und das linke Herz. Jede Kammer ist durch eine Öffnung, die mit einer Klappe versehen ist, mit ihrem Vorhof verbunden. Auch in der Ausflussbahn der Herzkammern in Richtung Schlagader (Aorta) und Lungenarterie sind Klappen angebracht.

C: Herzgefäße: linke und rechte Herzkranzarterie (rot) und Herzvenen (blau). Das Herz verfügt über ein eigenes Gefäßsystem. Die Herzkranzgefäße sind die Koronararterien. In Fettgewebe eingebettet überziehen sie netzartig die Herzoberfläche, sichern die Blutversorgung und liefern lebenswichtigen Sauerstoff.

Das Resümee des 32. Deutschen Herzberichts: »Die Veränderungen der Angaben zur Mortalität können verschiedene Ursachen haben. Auf eine Veränderung der Morbidität oder Verbesserungen in der Diagnose und Therapie kann jedoch nicht unbedingt geschlossen werden. Eine andere Ursache kann eine veränderte Wahrnehmung einzelner Erkrankungen sein.« [Deutsche Herzstiftung 2021]

Trotzdem bleiben die Zeichen der Herzinsuffizienz häufig unbeachtet: Atemnot, Schwächegefühl und Knöchelödeme (»Wasser in den Beinen«). Die Beschwerden entwickeln sich schleichend und werden leider oft als Alterserscheinung abgetan. Das kann böse Folgen haben: Bei nachlassender Pumpkraft des Herzens gelangt immer weniger Blut mit Sauerstoff und Nährstoffen zu lebenswichtigen Organen, ins Gehirn, zu den Nieren und in die Muskulatur. Schlimmstenfalls droht ein Herzinfarkt. Je früher die Krankheit erkannt und behandelt wird, desto besser ist man vor Komplikationen geschützt. Mit Aussicht auf eine Rückkehr zur gewohnten Lebensqualität – Bergwandern und Treppensteigen inklusive. Atemnot bei Belastung ist ein Symptom der Herzinsuffizienz [Wormer 2012].

Bislang haben aber weder fortschrittliche chirurgische Therapien (Herzklappen-, Gefäßersatz, Schrittmacher, Clips u.a.) noch die empfohlene medikamentöse Therapie dazu beitragen können, die Erkrankungs- und Sterberaten bei Herzkrankheiten nachhaltig günstig zu beeinflussen. Die Medizin sucht nach wie vor nach Mitteln, um die Erfolgschancen der Herztherapie zu verbessern. Hier könnte das völlig andersartig wirkende Strophanthin eine hochwillkommene Option bei Herzinsuffizienz sein.

Erkrankungshäufigkeit

Die Häufigkeit der bereits Erkrankten und der Neuerkrankungen, die wegen einer Herzinsuffizienz in einer Klinik behandelt werden mussten, betrug 2019 insgesamt 87 Fälle auf 100 000 Einwohner – Tendenz steigend. Mehr Frauen als Männer werden in Deutschland wegen Herzinsuffizienz stationär behandelt [Deutsche Herzstiftung 2021].

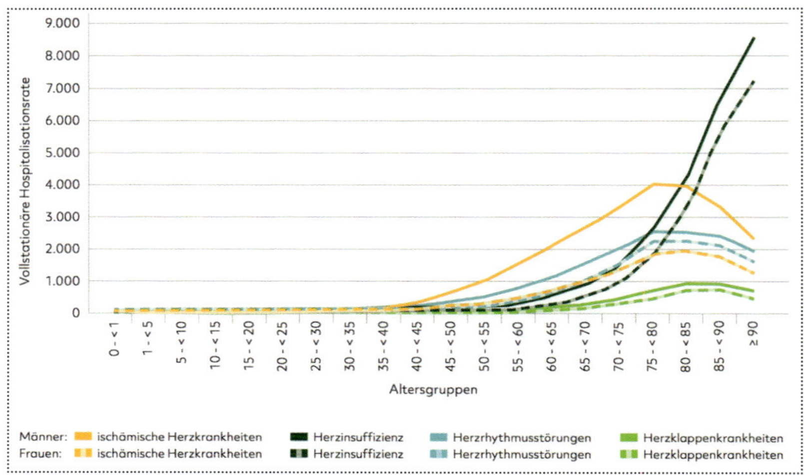

Erkrankungshäufigkeiten (Morbidität) der Herzkrankheiten in Deutschland 2019. Herzinsuffizienz kommt mit Abstand am häufigsten vor [Deutsche Herzstiftung 2021].

Die Herzinsuffizienz tritt altersabhängig gehäuft auf: bei zwei bis fünf Prozent der 65- bis 75-Jährigen und zehn bis 20 Prozent der 70- bis 80-Jährigen. Etwa die Hälfte der Betroffenen stirbt innerhalb von vier bis fünf Jahren! 40 Prozent der Patienten, die wegen Herzinsuffizienz stationär behandelt wurden, sterben innerhalb eines Jahres oder müssen erneut in einer Klinik behandelt werden. Selbst wenn die Pumpfunktion trotz Herzinsuffizienz einigermaßen ausgeglichen ist (LVEF > 45–50 %) – was auf die Hälfte der Patienten zutrifft –, bleibt die Verlaufsprognose ungünstig [Stewart 2003].

Symptome

Atemnot, vor allem unter Belastung, kann das erste Zeichen einer Herzinsuffizienz sein. Je nachdem, ob das rechte, das linke oder das ganze Herz betroffen ist, kommt es zu weiteren Beschwerden. Da meist die Pumpfunktion nachlässt, entsteht bei Rechtsherzinsuffizienz Rückstau in venöse Gefäße. Flüssigkeit wird im Gewebe eingelagert: Wasseransammlung in den Unterschenkeln und Füßen (Ödeme), geschwollene Halsvenen, »Wassersucht« im Bauch, Leberstauung. Bei Linksherzinsuffizienz staut sich Blut in die Lungengefäße zurück: Erschöpfung, Atemnot, Rasselgeräusche, Husten [Wormer 2012].

Die Beschwerden verschlimmern sich im Liegen. Schlafstörungen wurden bereits von Albert Fraenkel als typisches Symptom bei Herzinsuffizienz beobachtet und erfolgreich mit Strophanthin behandelt. Eine große Beobachtungsstudie (Norwegen, 70 000 Teilnehmer, 1995 bis 2008) bestätigte, dass Patienten mit schweren Schlafstörungen (Ein-/Durchschlafstörung, fehlende Erholung) später deutlich häufiger an Herzinsuffizienz erkranken [Laugsand 2014].

Der Schweregrad der Symptome wird in verschiedene Klassen eingeteilt. Eine häufig verwendete Klassifikation der Herzinsuffizienz ist die Klassifikation der *New York Heart Association (NYHA)*. Hier unterscheidet man vier Klassen: NYHA I bis IV.

- **NYHA I:** Keine körperlichen Symptome, weder in Ruhe noch unter Belastung
- **NYHA II:** Leichte Symptome bei alltäglicher körperlicher Belastung: Erschöpfung, Herzrhythmusstörungen, Atemnot, keine Beschwerden in Ruhe
- **NYHA III:** Höhergradige Symptome bei geringer körperlicher Belastung, Erschöpfung, Herzrhythmusstörungen, Atemnot, Nierenschwäche, Blutarmut
- **NYHA IV:** Symptome bei jeder körperlichen Aktivität und in Ruhe (z. B. bei Bettlägerigkeit)

Behandlung – Leitlinien-Empfehlung 2009

Je nach Diagnose behandelt man die Ursachen, benutzt Medikamente, verordnet Bewegung oder einen Schrittmacher. Ein gesunder Lebensstil – nicht erst im fortgeschrittenen Alter – beugt Herzinsuffizienz vor. Patienten sollten sich täglich wiegen, um eine Verschlechterung frühzeitig zu erkennen. Es gibt spezielle Therapien,

Info Herzinsuffizienz

Risikofaktoren

Vorerkrankungen wie Arteriosklerose, koronare Herzkrankheit, Bluthochdruck und Herzmuskelerkrankungen, Schlafstörungen

Entstehung

Herzinsuffizienz entsteht dann, wenn Vorerkrankungen unbehandelt bleiben oder weiter fortschreiten. Nur jede fünfte Herzinsuffizienz beruht auf defekten Herzklappen, auf einer Herzmuskelentzündung, Kardiomyopathie oder Alkohol- und Drogenmissbrauch.

Krankheitsverlauf

- Akute Herzinsuffizienz: Stunden bis Tage, Herzrhythmusstörungen, Herzklappenfehlfunktion, Herzmuskelentzündung, Lungenembolie, Herzinfarkt
- Chronische Herzinsuffizienz: Monate bis Jahre, verminderte Pumpleistung, verdickter Herzmuskel, schneller Herzschlag, Verengung der Blutgefäße; Pumpleistung ausgeglichen: kompensiert; Pumpleistung bei Belastung oder in Ruhe unzureichend: dekompensiert (Ödeme, Atemnot)

Herzmuskelfehlfunktion

- Linksherzinsuffizienz: Blutrückstau in die Lungengefäße (Husten, Atemnot, Lungenödem), verminderte Pumpleistung und Belastbarkeit
- Rechtsherzinsuffizienz: Blutrückstau in die Körpervenen (Ödeme)
- Globale Herzinsuffizienz: Symptome der Links- und Rechtsherzinsuffizienz

Herzfunktion

- Vorwärtsversagen: kein ausreichender Druck in den Arterien
- Rückwärtsversagen: Blutrückstau in den Körper- und Lungenvenen

High-output-failure

Krankhaft erhöhter Durchblutungsbedarf der Organe wird nicht mehr gedeckt.

auch mit Telemonitoring sowie Herzsportgruppen [Deutsche Gesellschaft für Kardiologie 2009].

Herzinsuffizienz – Diagnostik

- Anamnese: Vorerkrankungen
- Körperliche Untersuchung: Inspektion, Auskultation, Palpation, Perkussion
- Sechs-Minuten-Gehtest
- Labor: Blutfett-, Gerinnungs-, Entzündungs-, Nieren-, Schilddrüsenwerte, Blutsalze (Elektrolyte), Urinanalyse
- EKG/Langzeit-/Belastungs-EKG
- Bildgebung: Röntgen-Thorax, Echokardiographie, Schluck-, Stressecho, Kernspin (MRT)
- Lungenfunktion: Spirometrie, Spiroergometrie

Behandlung von Ursachen

Gibt es eine erkennbare Ursache für die Herzinsuffizienz, kommt die kausale Therapie infrage (z. B. Herzklappen-Operation). Erhöhter Blutdruck kann durch Lebensstilveränderungen (Körpergewicht BMI < 30, Ernährung, Bewegung) und Medikamente (Antihypertensiva) günstig beeinflusst werden [Wormer 2015].

Bei Herzklappenfehlern können operativ Ersatzklappen implantiert werden. Patienten mit koronarer Herzkrankheit profitieren häufig von Gefäßerweiterungen (Ballondilatation), Gefäßstützen (Stentimplantation) oder Bypassoperationen.

Lebensstil

Konditionstraining verbessert die körperliche Belastbarkeit um zehn bis 25 Prozent, senkt das Risiko für eine Klinikeinweisung und erhöht die Lebensqualität. Gesunde Ernährung, Verzicht auf Rauchen und zu viel Alkohol schützen auch das Herz. Regelmäßige körperliche Bewegung wie Spazierengehen, Wandern, Nordic Walking, Rad-

Schnelltest: Herzinsuffizienz

Mit dem nachfolgenden Test der Deutschen Herzstiftung können Sie Ihr persönliches Herz-Kreislauf-Risiko abschätzen. Vielleicht werden Sie bei dieser Gelegenheit auf Lebensstilfaktoren aufmerksam, die Sie der Gesundheit zuliebe verändern können.

- Ermüden Sie rasch? Ja ❐
- Leiden Sie immer wieder an Atemnot, bei Belastung oder bereits in Ruhe? Ja ❐
- Erwachen Sie nachts mit Atemnot? Ja ❐
- Haben Sie erhöhten Blutdruck oder haben Sie einen Herzinfarkt erlitten? Ja ❐
- Müssen Sie nachts häufig Wasser lassen? Ja ❐
- Ist Ihr Puls schneller als 90 Schläge pro Minute? Ja ❐
- Können Sie nur halb sitzend, eventuell nur mit vielen Kissen schlafen? Ja ❐
- Haben Sie Ödeme in den Beinen und/oder Gewicht zugelegt, ohne mehr zu essen? Ja ❐

Auswertung

Wenn Sie mehr als zwei Fragen mit »Ja« beantwortet haben, sollten Sie Ihren Hausarzt aufsuchen und ihn auf das Thema Herzschwäche (Herzinsuffizienz) ansprechen.

fahren oder Schwimmen beugen Herzschwäche vor. Lassen Sie Ihre Belastbarkeit beim Kardiologen ergometrisch überprüfen, bevor Sie mit dem Training beginnen. Achten Sie auf Ihren Salzverbrauch (höchstens fünf Gramm pro Tag) und die Flüssigkeitsaufnahme (maximal 1,5 bis zwei Liter pro Tag). Vermeiden Sie Reisen in Höhenlagen (> 2000 m), heißes und feuchtes Klima, wenn Sie an Herzinsuffizienz leiden. Die Flugtauglichkeit kann eingeschränkt sein.

Medikamente

Nach gängiger Lehrmeinung werden folgende Arzneimittelklassen bei Herzinsuffizienz empfohlen:

- **ACE-Hemmer:** empfohlen, wenn die Pumpleistung unabhängig von Symptomen eingeschränkt ist (LVEF ≤ 40 %). Captopril, Enalapril, Ramipril u. a. sollen die Symptomatik, Pumpfunktion und Prognose in jedem Stadium der Herzinsuffizienz verbessern. Die Wirkstoffe haben zahlreiche Nebenwirkungen.
- **AT1-Rezeptorantagonisten:** empfohlen bei ACE-Hemmer-Unverträglichkeit und systolischer Herzinsuffizienz mit Beschwerden. Candesartan, Losartan, Valsartan u. a. sollen die Häufigkeit stationärer Aufnahmen und die Herz-Kreislauf-Sterblichkeit senken. Die Wirkstoffe haben wenige Nebenwirkungen, ein erhöhtes Krebsrisiko wird diskutiert.
- **Aldosteronantagonisten (Kaliumsparende Diuretika):** empfohlen als Zusatzmedikation bei schwerer systolischer Herzinsuffizienz. Amilorid, Triamteren, Spironolacton u. a. sollen die Häufigkeit stationärer Aufnahmen und die Sterblichkeit senken. Die Wirkstoffe haben einige Nebenwirkungen, Wechselwirkungen und Kontraindikationen.
- **Betablocker:** empfohlen bei stabiler systolischer Herzinsuffizienz mit Beschwerden. Bisoprolol, Carvedilol, Metoprolol u. a. sollen die Symptomatik, Pumpfunktion und die Prognose verbessern. Die Wirkstoffe haben zahlreiche Nebenwirkungen.
- **Diuretika (Entwässerungsmittel):** empfohlen bei jeder Herzinsuffizienz, die mit Flüssigkeitsstau verbunden ist (Ödeme, Lungenstauung). Schleifen-, Thiazid- und pflanzliche Diuretika sind bei sachgemäßer Anwendung meist gut verträglich.
- **Herzglykoside:** empfohlen bei Vorhofflimmern (Tachyarrhythmie) mit einer Herzfrequenz von > 80/min in Ruhe und unter Belastung > 110–120/min. Digoxin und Digitoxin senken die Herzfrequenz und bessern Beschwerden der systolischen Herzinsuffizienz, sollen die Häufigkeit stationärer Aufnahmen verringern und die Sterblichkeit nicht beeinflussen. Nebenwirkungen kommen bei Überdosierung und Intoxikation vor.

Herzinsuffizienz und Vitamin D

Zahlreiche Studien haben sich mit dem Zusammenhang von Vitamin D und Herz-Kreislauf-Risiken beschäftigt. Erkenntnisse aus Beobachtungsstudien, Fall-Kontroll-Studien, experimentellen und Interventionsstudien belegen, dass Vitamin D ein wichtiger Schutzfaktor für die Gesundheit von Herz und Kreislauf ist. Wer eine gute Vitamin-D-Versorgung hat, kann davon ausgehen, dass er in jedem Lebensalter besser vor Herzinfarkt & Co geschützt ist als diejenigen, die mit Vitamin-D-Mangel leben. Das belegen auch die Ergebnisse einer Metaanalyse von 32 Studien: Vitamin-D-Mangel kann das Risiko für ischämische Herzkrankheiten, Herzinfarkt und Herztod erhöhen – und zwar schrittweise, je niedriger der 25(OH)D-Spiegel ist [Brøndum-Jacobsen 2012].

Zwei Drittel aller Deutschen sind mit Vitamin D unterversorgt. Die wenigsten wissen davon. Lassen Sie Ihren Vitamin-D-Status bestimmen. Der Laborwert heißt Calcidiol oder 25(OH)D. Die Konzentrationen von 25(OH)D sollten mindestens bei 40 bis 60 ng/ml (100 bis 150 nmol/l) liegen. Wenn ein Vitamin-D-Mangel vorliegt, kann man Vitamin D3 als Tropfen/Tabletten einnehmen und Sonnenbäder ohne Sonnenschutz nutzen (ca. 15 min bei Weißhäutigen) [Wormer 2014].

Interventionen und Operationen

- **Revaskularisation:** Bei Herzinsuffizienz mit Durchblutungsstörungen (Ischämie), therapieresistenter Angina pectoris und geeigneter Koronaranatomie kann eine Gefäßerweiterung (PCI mit Stentimplantation oder operativ) erwogen werden. Eine Bypassoperation wird bei einer sogenannten Drei-Gefäß-Erkrankung empfohlen.
- **Klappenoperation:** zu erwägen bei Aortenklappeninsuffizienz/-stenose oder Mitralinsuffizienz.
- **Herzschrittmacher/Resynchronisationstherapie:** Schrittmacher werden bei schweren Herzrhythmusstörungen empfohlen. Die Resynchronisationstherapie durch biventrikuläre Stimulation soll die Sterblichkeit von Patienten mit verringerter Pumpleistung senken. Klare Vorteile sind bislang nicht eindeutig belegt.
- **Implantierbarer Kardioverter/Defibrillator (ICD):** nur empfohlen für Patienten mit optimaler Arzneitherapie und einer Lebenserwar-

tung in gutem Allgemeinzustand von mehr als einem Jahr. ICD-Systeme sollen die Sterblichkeit von Patienten mit hochgradiger systolischer Herzinsuffizienz und Infarktrisiko günstig beeinflussen.

- **Herz-Unterstützungssysteme:** Ventrikuläre Assist-Systeme oder ein Kunstherz können zur Überbrückung bis zu einer Herztransplantation oder bei schwerer akuter Herzentzündung eingesetzt werden.
- **Herztransplantation:** Die Herztransplantation ist eine Option bei terminaler Herzinsuffizienz und mit einer Verbesserung der Überlebensrate, Belastbarkeit und Lebensqualität im Vergleich zur konventionellen Therapie verbunden [Wormer 2010].

Ursachendiskussion im Wandel

Nach gängiger Lehrmeinung – die etwa seit den 1970er-Jahren vorherrscht – gehört die koronare Herzkrankheit (KHK) zu den Ursachen der Herzinsuffizienz. Demzufolge wird die KHK durch Arterienverkalkung (Arteriosklerose) ausgelöst: Kalkablagerungen in den Gefäßwänden machen die Gefäße unelastischer, verringern den Gefäßquerschnitt (Lumen) und führen am Ende zur Verstopfung von Gefäßen (Stenose). Daraus ergeben sich eine Durchblutungsstörung und eine Unterversorgung der Herzens mit Sauerstoff. Das Missverhältnis zwischen dem Sauerstoffbedarf des Herzens und dem Sauerstoffangebot wird als Ischämie (Koronarinsuffizienz) bezeichnet. Je weiter diese Erkrankung fortschreitet, desto stärker steigt das Risiko für Herzrhythmusstörungen, Herzinfarkt und den plötzlichen Herztod an. So lautet die heute gültige (dogmatische) These zur Entstehung von Herz-Kreislauf-Erkrankungen.

Wenn dem so wäre, sollten doch die auf dieser Hypothese beruhenden Therapieempfehlungen einen gewissen Erfolg zeitigen. Wirft man einen Blick auf die Erkrankungshäufigkeit und Sterblichkeit an Herz-Kreislauf-Erkrankungen seit den 1980er-Jahren, zeigt sich, dass ein Erfolg in der Therapie der Herzinsuffizienz durch ACE-

Hemmer und Betablocker ausgeblieben ist. Ein Widerspruch, den man so aufzulösen suchte, dass man die Erkrankung heute als »multisystemische Störung« bezeichnet: Funktionsstörungen der Herz- und Skelettmuskulatur, der Nieren, verbunden mit komplexen Reaktionen des autonomen Nervensystems – insbesondere eine (stressvermittelte) Stimulation des sympathischen Nervensystems [DEGAM 2006].

Arteriosklerose verursacht Herzinsuffizienz?

Die Hypothese bzw. das heutige Dogma, dass koronare Herzerkrankungen durch Arteriosklerose verursacht werden, existiert seit den 1950er-Jahren. Mitte der 1970er-Jahre kam es zum erbitterten Streit über die Gültigkeit dieses Dogmas, der kurzzeitig große Aufmerksamkeit erregte: Der Kardiologe Berthold Kern war daran beteiligt, dass diese Hypothese öffentlich infrage gestellt und von Massenmedien auflagenfördernd instrumentalisiert wurde [Kern 1969, Schmidsberger 1975].

Damals wurde behauptet, dass fettreiche Ernährung und hohe Cholesterinkonzentrationen im Blut ursächliche Faktoren für Arteriosklerose und Herzerkrankungen seien. Demnach sollten erhöhte Cholesterinspiegel via Arteriosklerose und Durchblutungsstörungen (Ischämie) Herzinfarkt und Herzinsuffizienz verursachen. Trifft das wirklich zu?

Nicht unbedingt! Es gibt große Zweifel. Und es gibt durchaus stichhaltige Belege dafür, dass es sich um eine zu einfache Sicht der Dinge handelt. Tatsächlich haben unzählige Studien nachgewiesen, dass ischämische Herzerkrankungen unabhängig davon auftreten, ob Verengungen und Verschlüsse von Koronararterien vorliegen oder nicht. Hinzu kommt, dass die Arteriosklerose nur ein Faktor eines komplexen Krankheitsprozesses ist. Zu diesen Faktoren gehören Entzündung, Funktionsstörungen der koronaren Mikrogefäße und des Gefäßendothels, Thrombose und Gefäßneubildung (Angiogenese).

Schließlich haben weder die medikamentöse Therapie noch Gefäßeingriffe (Gefäßerweiterung, PCI) die Herzinsuffizienz-Sterblichkeit über Jahrzehnte deutlich senken können [Marzilli 2012]. Die klinische Herzinfarkt-Forschung konzentriert sich bereits heute vor allem auf die Rolle der Mikrogefäße der Herzmuskulatur und den Zellstoffwechsel, um die Behandlungsergebnisse zu verbessern. Man beginnt allmählich zu begreifen, dass »koronare Herzerkrankung« nicht dasselbe ist wie »ischämische Herzerkrankung« [Mehta 2013].

Auch der Zusammenhang von erhöhten Cholesterinspiegeln mit Arteriosklerose und Herzerkrankungen ist nach Jahrzehnten immer noch unklar. Dass fettreiche Ernährung und erhöhte Cholesterinspiegel Ursachen von Herzinsuffizienz und Herzinfarkt sind, ist nach wie vor unbewiesen – und ein hartnäckiges kardiologisches Dogma.

Nichtsdestotrotz nehmen Millionen Menschen Blutfettsenker (Lipidsenker) ein, ohne dass ihr Nutzen hinreichend belegt ist. Ob Lipidsenker der Statinklasse (Atorvastatin, Rosuvastatin, Simvastatin u.a.) die Herzinsuffizienz günstig beeinflussen, ist gleichfalls nicht überzeugend nachgewiesen. Und ob die Infarktsterblichkeit durch Statine günstig beeinflusst wird, bleibt umstritten.

Beispielsweise fanden zwei streng kontrollierte Studien mit mehr als 10000 Teilnehmern keine Belege dafür, dass Rosuvastatin die Sterblichkeit oder die Therapieergebnisse von Herzinsuffizienz-Patienten irgendwie günstig beeinflusst hätte [Kjekshus 2007; Tavazzi 2008]. Eine aktuelle Analyse von Lipidsenker-Studien ergab, dass kaum mit erwünschten Effekten dieser Substanzen auf Herzinfarkt & Co zu rechnen ist – allerdings mit zahlreichen unerwünschten Effekten [Diamond 2015].

Einen nachgewiesenen Zusammenhang zwischen arteriosklerotisch verursachten Durchblutungsstörungen und Herzinsuffizienz gibt es somit heute nicht. Viele Kardiologen haben Patienten gesehen, die zwar schwere Angina pectoris hatten, aber keine erkennbare koronare Herzkrankheit – oder Patienten, die eine schwere koronare Herzkrankheit, aber keine erkennbaren Durchblutungsstörungen

(Angina pectoris) am Herzen hatten. Man kennt außerdem Fälle, wo trotz des Komplettverschlusses aller drei großen Herzkranzarterien das Herz ausreichend durchblutet und die Herzfunktion normal war. Der Körper verfügt offensichtlich über die Fähigkeit, ein funktionsfähiges Netzwerk von Gefäßquerverbindungen und Kollateralen auszubilden, wenn die Blutversorgung des Herzens gefährdet ist.

Sympathikusaktivität verursacht Herzinsuffizienz

Seit mindestens 80 Jahren ist bekannt, dass Zustände des Blutmangels im Herzmuskel (Ischämie), die ein Missverhältnis zwischen Sauerstoffbedarf und Sauerstoffangebot mit sich bringen, nicht nur von der Versorgung des Herzmuskels mit sauerstoffreichem Blut über die Arterien abhängig sind. Auch die Aktivität des autonomen (vegetativen) Nervensystems, das Wechselspiel von Sympathikus und Parasympathikus (Vagus), spielt eine große Rolle für den Sauerstoffverbrauch. Aus der Stressforschung wissen wir, dass übermäßige Sympathikusaktivität den Sauerstoffverbrauch des Herzmuskels stark erhöht [Selye 1976].

Jeder kennt die Anzeichen psychischer, emotionaler und körperlicher Stressreaktionen: Nervosität und Erregung, Angst, ansteigender Puls und Blutdruck, beschleunigte Atmung – »Kampf oder Flucht«. Dies bewirkt die vermehrte Ausschüttung von Stresshormonen (Adrenalin, Noradrenalin, Cortisol) – ein grundlegender Überlebensmechanismus.

Stressreaktionen führen am Herzmuskel zum erhöhten Sauerstoffverbrauch bzw. rasch zum Sauerstoffmangel mit drohendem Absterben von Herzmuskelzellen. Diese Zusammenhänge sind mittlerweile in der Medizin und auch vielfach in der breiten Bevölkerung als Allgemeinwissen angekommen. Zahlreiche Studien haben bestätigt, dass psychische/emotionale Faktoren für die Entstehung und Prognose von Herzkrankheiten große Bedeutung haben. Das ergab unter anderem eine Auswertung der medizinischen und psychologischen Fachartikel aus den Jahren 1995 bis 2012 [Khayyam-Nekouei 2013]. Eine optimistische Lebenseinstellung, ein gesunder Lebensstil, eine

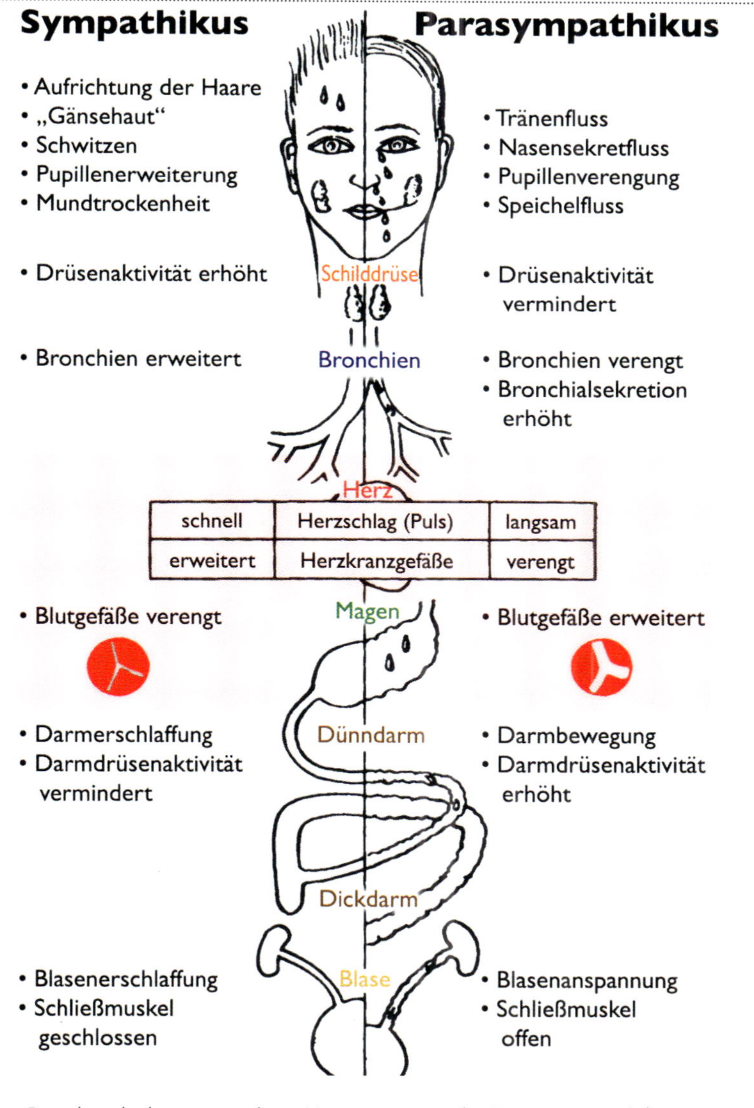

Das Regelwerk des vegetativen Nervensystems im Zusammenspiel von Sympathikus und Parasympathikus beeinflusst lebenswichtige Organsysteme, auch die Herz-Kreislauf-Funktionen. Chronische Sympathikusaktivierung gilt als eine Ursache der Herzinsuffizienz.

stabile Psyche und ein ausgeglichenes Gemüt schützen die Gesundheit von Herz und Kreislauf [Boehm 2012].

Diesem Konzept zufolge kommt es bei Verengung und zunehmender Steifigkeit der Herzkranzgefäße – und drohendem Sauerstoffmangel – zu Stressreaktionen bzw. zur erhöhten Aktivität des Sympathikus. Eine unzureichende »Rettungsaktion«, die das Sauerstoffmangel-Dilemma nur noch verschlimmert. Insofern ist die Arteriosklerose ein Risikofaktor für Herzinsuffizienz und Herzinfarkt – aber nicht deren Ursache. Der ursächliche Faktor der Herzinsuffizienz ist vielmehr der Grad der Sympathikusaktivierung [Kaye 1994]. Arteriosklerotische Koronarengpässe können ja durch Querverbindungen und Kollateralen »umgangen« werden.

Welche Ursache auch immer die Herzinsuffizienz hat, sicher ist, dass der Energiestoffwechsel des Herzmuskels gestört ist [Siddiqi 2012]. Vor allem bei systolischer Herzinsuffizienz stellte man fest, dass die Energiegewinnung in den Mitochondrien der Herzmuskelzellen reduziert ist. Je stärker der Energiemangel ist, desto höher ist das Sterberisiko [Stride 2013].

Sowohl die erhöhte Sympathikusaktivität als auch die verminderte Vagusaktivität schwächen den Energiestoffwechsel des Herzmuskels und erhöhen die Wahrscheinlichkeit, dass Herzinsuffizienz und Herzinfarkt auftreten. Die Sympathikusaktivierung spielt auch eine große Rolle für die Entwicklung und den Verlauf von Bluthochdruck, der ja als Herzinsuffizienz-Ursache gilt. Untersucht man die Stresshormonspiegel (z. B. Noradrenalin) im Blut, zeigt sich, dass mit zunehmend höheren Spiegeln der Schweregrad der Herzinsuffizienz ansteigt – und dass sich die Prognose verschlechtert [Grassi 2010, Parati 2012].

Obwohl die empfohlenen ACE-Hemmer und Betablocker die Sympathikusaktivität hemmen, weigert sich die etablierte Kardiologie, autonome Fehlregulationen als Ursache der Herzinsuffizienz anzuerkennen, und beharrt auf ihrem Arteriosklerose-Dogma – eine ethisch fragwürdige Haltung zum Nachteil von Herzpatienten.

Sympathikus-Parasympathikus-Modulatoren gesucht

Die Aktivität und der Stoffwechsel des Herzens werden durch das autonome Nervensystem gesteuert, die bedarfsgerechte Stimulation oder Hemmung der Gegenspieler Sympathikus und Parasympathikus (Vagus). Die Stimulation des Sympathikus wirkt aktivierend auf Organfunktionen und Stoffwechselprozesse, die Stimulation des Parasympathikus (Vagus) wirkt dämpfend auf die Sympathikusaktivierung. Das System reagiert wechselweise regulierend durch Stimulation oder Hemmung des einen oder des anderen autonomen Anteils. Es beeinflusst und durchdringt sich gegenseitig.

Will man nun Fehlregulationen des vegetativen Nervensystems therapeutisch korrigieren, erscheint es sinnvoll, nach Stoffen zu suchen, die das Gesamtsystem modulieren. Die Erfahrungen mit Betablockern haben ja gezeigt, dass die Blockade der sympathischen Einzelkomponente allein bei Herzinsuffizienz weder ausreichend noch erfolgreich ist. Besonders interessant sind solche Mittel, die den Vagus stimulieren, was auch bei körperlicher Belastung der Fall ist – ein Mechanismus, der vor Überbelastung schützt.

Hier wurde man unter anderem bei den bereits totgesagten Herzglykosiden fündig, etwa Digoxin in geringer Dosierung [Desai 2011]. Darüber hinaus ergab eine Anwendungsstudie, dass durch Stimulation des Vagus via implantierter Elektroden deutliche subjektive und objektive Verbesserungen bei Herzinsuffizienz-Patienten erreicht werden [Schwartz 2011].

Auch das Herzglykosid Strophanthin ist ein vielversprechender Kandidat für ein Medikament, das die bei Herzinsuffizienz ursächliche Fehlregulation des autonomen Nervensystems korrigiert. Ouabain/Strophanthin hemmt die Überaktivität des Sympathikus und vermittelt gleichzeitig vagusähnliche (dämpfende) Wirkungen auf die Herzfunktion. Zudem verbessert Ouabain die Energieversorgung von Herzmuskelzellen (anabole Wirkung).

Aktuelle Forschungsergebnisse weisen darauf hin, dass Ouabain in relativ geringer Dosierung Signalkaskaden auslöst, die den Stoff-

Entstehungsmechanismen der Herzinsuffizienz

Fehlfunktionen des Herzens, die als Störungen des Blutauswurfs bei Kontraktionen des Herzmuskels auffallen, werden durch eine Fehlregulation des autonomen (vegetativen) Nervensystems verursacht. Das Zusammenspiel der Komponenten Sympathikus und Parasympathikus (Vagus) ist in Richtung einer anhaltenden Stressreaktion verändert.

- Überaktivierung des Sympathikus und Hemmung des Vagus sind mit einer erhöhten Sterblichkeit an Herzerkrankungen assoziiert.
- Erhöhte Spiegel von Stresshormonen im Blut stehen in engem Zusammenhang mit dem Schweregrad der Herzinsuffizienz und einer schlechten Prognose.
- Überaktivierung des Sympathikus und erhöhte Spiegel von Stresshormonen im Blut erhöhen exzessiv die Stoffwechselaktivität und den Sauerstoffverbrauch im Herzmuskel.
- Die mangelhafte Energiegewinnung in den Mitochondrien von Herzmuskelzellen verursacht Azidose (»Ansäuerung«), was zur schlechteren Blutversorgung führt, da die Kontraktionsfähigkeit beeinträchtigt ist.
- Ist die Energiegewinnung aus Sauerstoff erschöpft, wird auf anaerobe Energiegewinnung umgestellt, um die Herzfunktion zu erhalten: Glukose, Glykogen und Lactat sind dann die primären Energielieferanten.
- Ouabain/Strophanthin beeinflusst diese Pathomechanismen günstig.

wechsel des Herzmuskels steuern sowie körpereigene Schutzmechanismen bei Sauerstoffmangel im Herzmuskel aktivieren (RISK-Signalkaskade). Somit empfiehlt sich das geächtete und totgeschwiegene Strophanthin geradezu als maßgeschneiderte Behandlungsoption bei Herzinsuffizienz – als kausale Therapie in Bezug auf den aktuellen Stand der Ursachenforschung, was die Herzinsuffizienz betrifft [Fürstenwerth 2012]:

- **Ouabain/Strophanthin** hat Sympathikus-hemmende und Vagus-stimulierende Eigenschaften.

- **Ouabain/Strophanthin** senkt die Stresshormonspiegel im Blut.
- **Ouabain/Strophanthin** verbessert die Energieversorgung des Herzmuskels: Aktivierung der Insulin-Sekretion, Aktivierung des Zuckerstoffwechsels, Stimulation der Glykogensynthese, Verbesserung der Lactat-Nutzung.

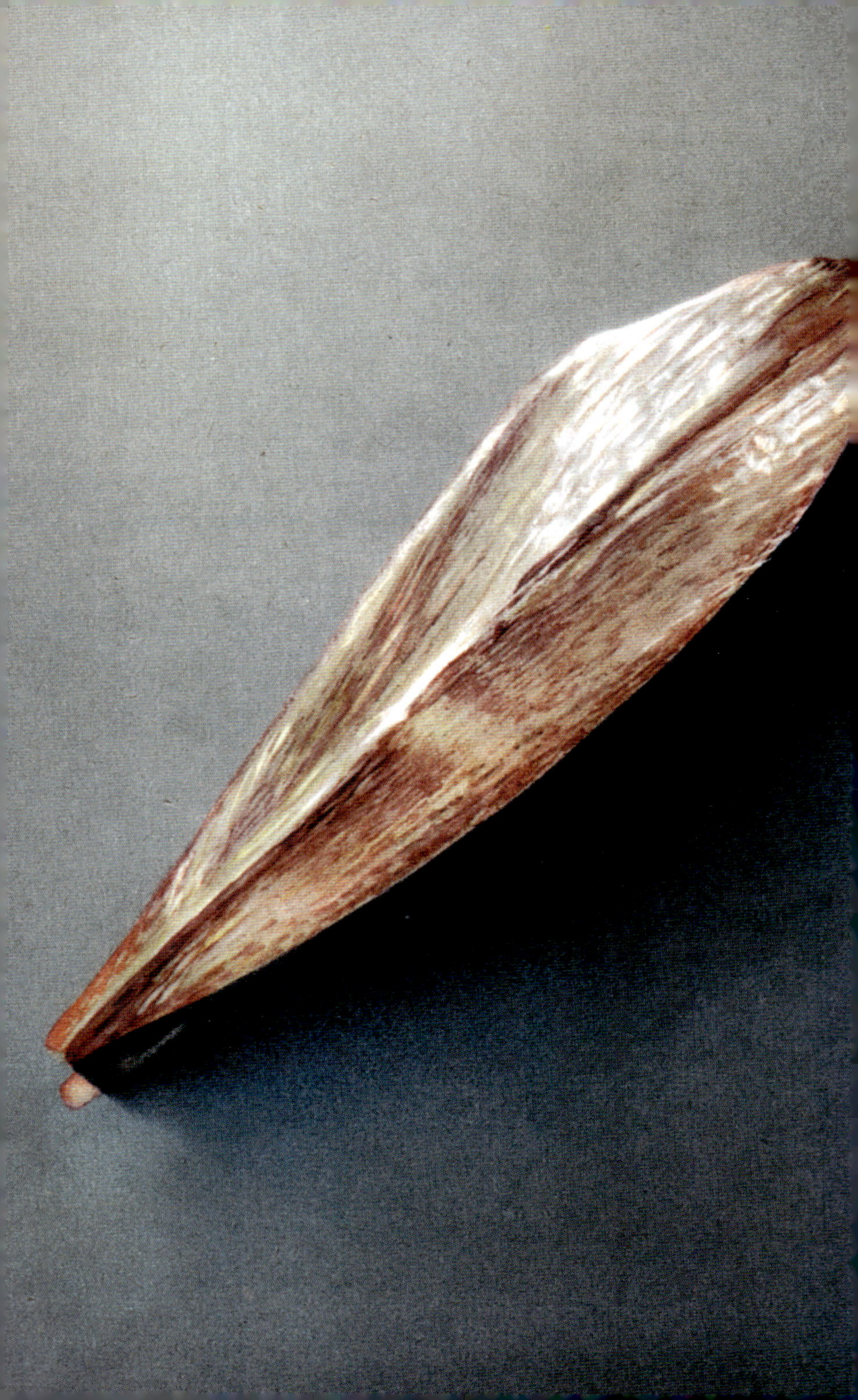

Herzglykoside: Strophanthus versus Digitalis

»Der genaue Wirkungsmechanismus der Herzglykoside ist trotz intensiver Forschung in seinen Einzelheiten noch weitgehend unaufgeklärt.«

E. Erdmann 1983

»Trotz jahrzehntelanger Forschung ist der genaue Wirkmechanismus von Digitalisglykosiden rätselhaft geblieben.«

H. Fürstenwerth 2014

Obwohl die Wirkmechanismen von Herzglykosiden noch immer unklar sind, gehören diese Substanzen zu den ältesten Herzmitteln der Medizingeschichte. Der Begriff »Herzglykoside« ist eine Sammelbezeichnung für herzwirksame Stoffe. Ihr gemeinsames chemisches Merkmal ist die Verbindung von Zuckermolekülen mit Steroiden (hormonähnliche Verbindungen). Deshalb werden sie auch »kardiotonische Steroide« genannt. Die für die Herztherapie wichtigsten Glykoside sind Digoxin, Digitoxin und Strophanthin.

Als gemeinsame Merkmale der Herzglykoside gelten gemeinhin die Steigerung der Kontraktionskraft des Herzens (positiv inotrop), die Absenkung der Herzschlagfrequenz (negativ chronotrop) sowie dämpfende Wirkungen auf die Erregungsleitung zwischen den kardialen Schrittmacherzentren. Mittlerweile hat man aber deutliche Unterschiede zwischen Digitalisglykosiden und Strophanthin vor allem in Bezug auf die Anwendung als Herzmittel gefunden. Wahrscheinlich müssen wir uns von der Vorstellung verabschieden, dass alle

Der Samen von Strophanthus kombé *wird zur Herstellung von k-Strophanthin benutzt [Boehringer 1956].*

Herzglykoside vor allem über die Hemmung der zellulären Natriumpumpe (das Enzym Natrium-Kalium-ATPase) wirksam sind.

Natürliche Glykoside

Herzglykoside kommen im Tier- und Pflanzenreich vor. Sie dienen in erster Linie dem Pflanzenschutz und als Abwehrstoff gegen Aggressoren und Fressfeinde. Man kennt etwa 200 Arten von Herzglykosiden (sogenannte Cardenolide). Pflanzliche Herzglykoside wurden bereits seit der Antike medizinisch genutzt, beispielsweise die Meerzwiebel. Am bekanntesten sind die Herzglykoside aus Digitalis- und Strophanthus-Pflanzen, die seit mehr als 100 Jahren in der Herzmedizin eingesetzt werden. Auch andere pflanzliche Glykoside werden (häufig kombiniert) für die Zubereitung von Arzneimitteln und Homöopathika verwendet.

Pflanzliche Glykoside

Die wichtigsten Pflanzen, die Herzglykoside enthalten und zur Herstellung von Arzneimitteln benutzt werden, sind Fingerhüte, Adonisröschen, die Meerzwiebel, das Maiglöckchen sowie Strophanthus- und Acokanthera-Arten.

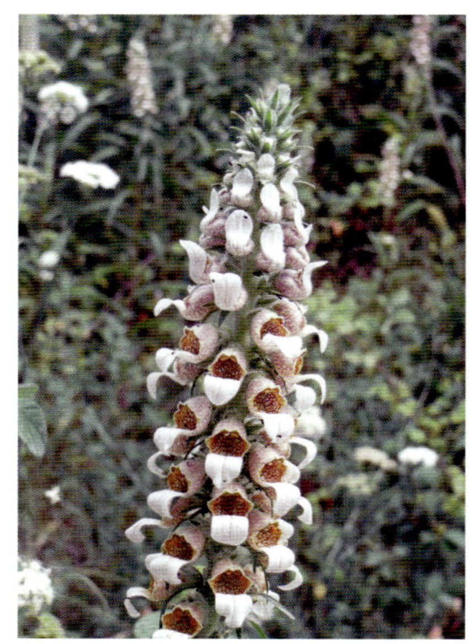

Wolliger Fingerhut (Digitalis lanata)

Fingerhüte (Digitalis; lat. *digitus* = Finger) sind eine Pflanzengattung, die zur Familie der Wegerichgewächse *(Plantaginaceae)* gehört. Die Pflanzen wachsen zweijährig, ausdauernd und krautig. Typisch sind die traubigen Blütenstände. Fingerhüte sind in Europa, Nordafrika und im westlichen Asien verbreitet. In Deutschland findet man den Großblütigen, den Gelben und Roten sowie den Wolligen Fingerhut. Vor allem aus den beiden letztgenannten Arten gewinnt man Digitalisglykoside (Digoxin, Digitoxin und Digitoxigenin), die zur Behandlung der Herzinsuffizienz benutzt werden. Der Rote und der Wollige Fingerhut werden in Europa zur Gewinnung von Herzglykosiden auch kultiviert.

Weitere Inhaltsstoffe von Digitalis-Pflanzen sind Phenole (Anthranoide, Phenylpropionsäuren, Flavonoide), Steroide (Steroidsaponine, Sterine), Sorbitole, Cornoside, Phenylethanoid-Glykoside und Digitanole (Digiprogenin, Digipurpurogenin, Purpnigenin, Purprogenin, Digacetigenin, Digifoligenin, Diginigenin). Hohe Dosierungen von Digitalisglykosiden wirken giftig und können lebensbedrohliche Herzrhythmusstörungen verursachen.

▸ Roter Fingerhut *(Digitalis purpurea).* Weder in der Antike noch im Mittelalter hatte die Pflanze medizinische Bedeutung. In der Volksmedizin wurde Digitalis für allerlei magische Bräuche, aber auch schon als Mittel gegen Herzinsuffizienz benutzt. William Withe-

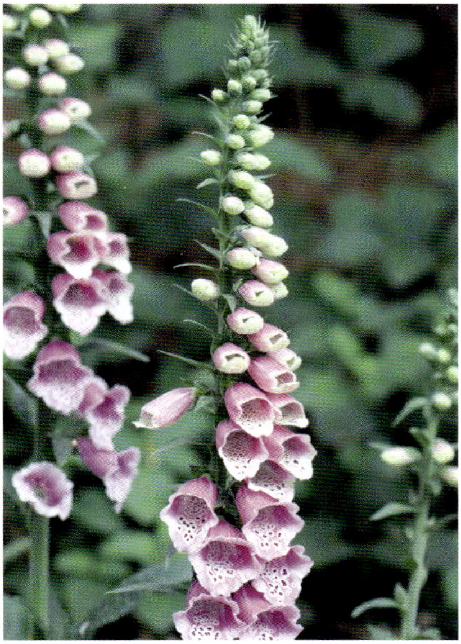

Roter Fingerhut (Digitalis purpurea)

ring erkannte die Herzwirkung von *Digitalis purpurea* und begründete 1785 die Digitalistherapie bei Herzinsuffizienz mit Ödemen.

▸ Wolliger Fingerhut *(Digitalis lanata).* Alle Pflanzenteile des Wolligen Fingerhuts sind hochgradig giftig. Es ist die wichtigste Digitalisart zur Gewinnung von herzwirksamen Glykosiden. Aus den getrockneten Laubblättern werden die Wirkstoffe als Rohstoff für Arzneimittel extrahiert. Der Wirkstoffgehalt ist im Herbst des ersten Anbaujahres am höchsten. Die Pflanze enthält mehr als 70 bittere Herzglykoside, die Derivate von Digitoxigenin, Gitoxigenin, Digoxigenin, Diginatigenin und Gitaloxigenin sind.

Adonisröschen *(Adonis)* sind eine Pflanzengattung, die zur Familie der Hahnenfußgewächse *(Ranunculaceae)* gehört. Der Bestand ist in Zentraleuropa gefährdet und steht unter Naturschutz. Adonisröschen enthalten Herzglykoside.

▸ Frühlings-Adonisröschen *(Adonis vernalis).* Es ist eine ausdauernde krautige Pflanze mit verzweigtem und tiefem Wurzelwerk, die eine Wuchshöhe bis 40 Zentimeter erreicht. Die endständigen Einzelblüten sind hellgelb. Das Frühlings-Adonisröschen stammt aus Sibirien und kommt auch in Mitteleuropa vor, in Deutschland vor allem in den östlichen Bundesländern. Die Pflanze wurde erstmals 1753 botanisch beschrieben.

Für medizinische Zwecke verwendet man die getrockneten oberirdischen Teile der Pflanze, die etwa 30 Herzglykoside (vor allem Adonotoxin und

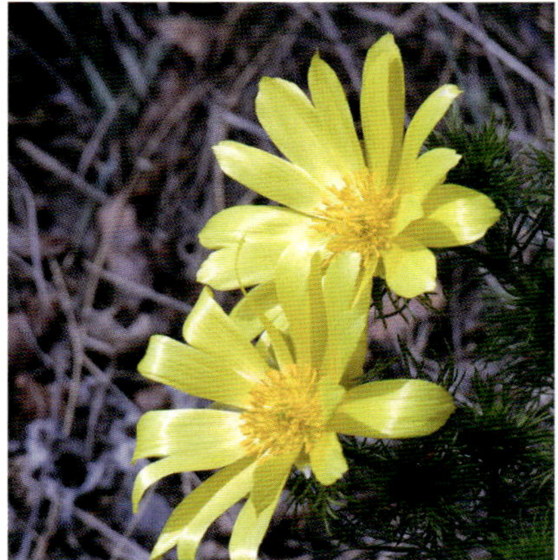

Frühlings-Adonisröschen (Adonis vernalis)

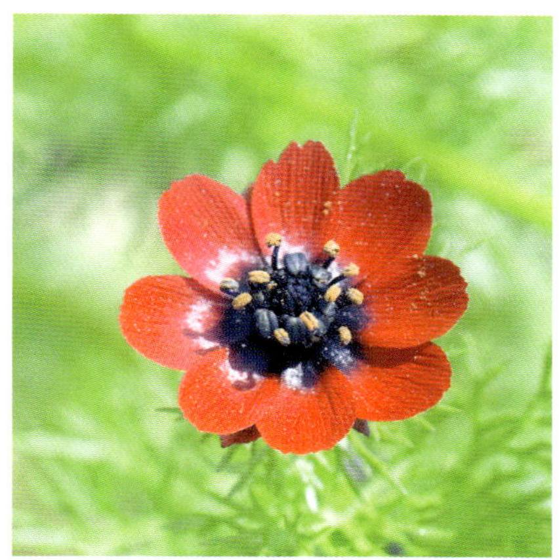

Sommer-Adonisröschen (Adonis aestivalis)

Cymarin) und Flavonoide enthält. Zubereitungen werden auf einen bestimmten Wirkwert »eingestellt«, um Über- oder Unterdosierungen zu vermeiden. Adoniskraut-Glykoside sind schneller und schwächer wirksam als Digitalisglykoside. Es gibt auch eine positive Bewertung von Adoniskraut des Bundesgesundheitsamts (Kommission E). Das Frühlings-Adonisröschen wurde erstmals 1485 im Mainzer *Gart der Gesundheit* abgebildet und 1546 im Kräuterbuch von Hieronymus Bock als »schwartz Nießwurtz« beschrieben. Vermutlich kannte auch Paracelsus die Heilpflanze (»Blätter der schwarzen Nießwurtz«). Seit den 1880er-Jahren taucht das Gewächs in der Volksheilkunde auf. Später benutzte man standardisierte Krautzubereitungen zur Behandlung von Herzkrankheiten.

▸ Sommer-Adonisröschen *(Adonis aestivalis).* Es ist eine einjährige krautige Pflanze mit Pfahlwurzel, die eine Wuchshöhe bis zu 100 Zentimetern erreicht. Die endständigen Einzelblüten sind meist rot. Das Sommer-Adonisröschen ist in Europa, Nordafrika, von Kleinasien bis Mittelasien und im nordwestlichen Himalaja heimisch, in Deutschland nur vereinzelt oder zerstreut. Die Pflanze wurde erstmals 1762 botanisch beschrieben.

Medizinisch relevante Inhaltsstoffe sind die Herzglykoside Strophanthin, Adonitoxin, Vernadigin und Cymarin/k-Strophanthidin.

Meerzwiebel Die Weiße Meerzwiebel *(Drimia maritima/Urginea scilla/Scilla maritima)* gehört zur Familie der Spargelgewächse *(Aspa-*

Meerzwiebel (Urginea maritima)

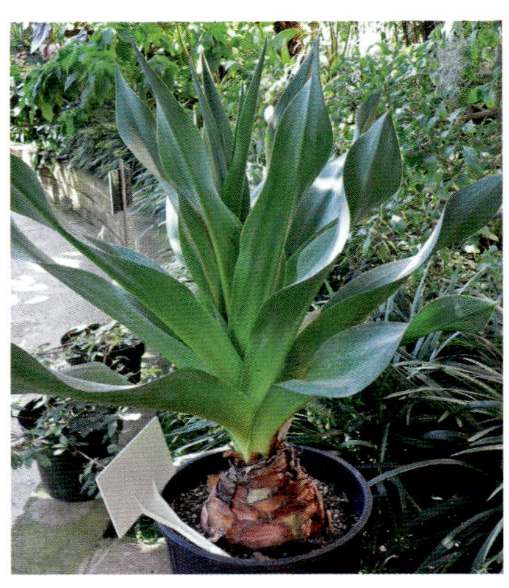

ragaceae). Die ausdauernde krautige Pflanze erreicht inklusive Blütenstand Wuchshöhen bis 150 Zentimeter. Die grundständigen Laubblätter sind etwa 50 Zentimeter lang. Die Wurzelknolle ist auffallend groß und ragt meist aus dem Boden. Die weiße bis rötliche Zwiebel kann einen Durchmesser bis zu 15 Zentimetern und ein Gewicht bis zu drei Kilogramm erreichen. Man findet die Meerzwiebel im gesamten Mittelmeerraum und auf Teneriffa.

Das Gewächs enthält zwölf verschiedene Herzglykoside aus der Gruppe der Bufadienolide (Steroidderivate des Bufotalin), die auch in Hautdrüsensekreten von Kröten zu finden sind. Die wichtigsten Glykoside sind Scillaren A, Proscillaridin A und Glucoscillaren A. Die rote Zwiebel enthält bevorzugt Scillirosid, die weiße Zwiebel Scillaren A. Weitere Inhaltsstoffe sind Flavonoide und Anthocyane.

Die Meerzwiebel ist seit der Antike als Arzneipflanze bekannt. Plinius empfiehlt die harntreibende Wirkung und Dioskurides erwähnt die Anwendung bei Wassersucht und Asthma. Albertus Magnus glaubte an eine menstruationsfördernde (emmenagoge) Wirkung.

Im Deutschen Arzneibuch (DAB) ist die Meerzwiebel als Arzneistoff zur Behandlung leichter Formen von Herzinsuffizienz gelistet. Meerzwiebelglykoside wirken schneller und kürzer als Digitalisglykoside. Die Anreicherung bei mehrmaliger Anwendung (Kumulation) ist weniger stark ausgeprägt als bei Digitalis. Die Bioverfügbarkeit bei Einnahme soll etwa 25 Prozent betragen. Alle Pflanzenteile,

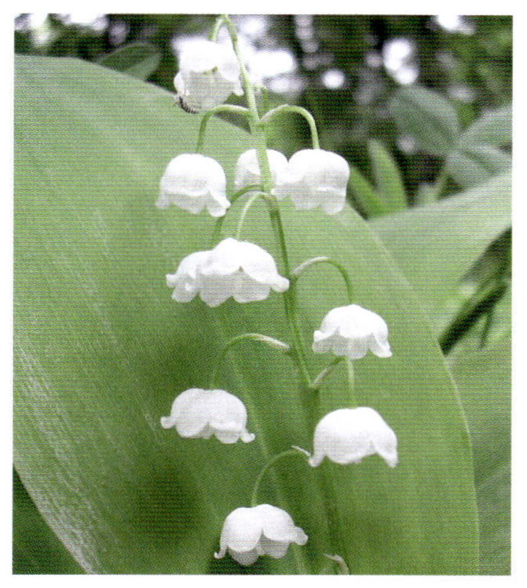

Maiglöckchen (Convallaria majalis)

aber vor allem die Zwiebel, sind stark giftig. Die Wirkstoffe müssen genau dosiert werden.

Maiglöckchen *(Convallaria majalis)* gehört zur Familie der Spargelgewächse *(Asparagaceae)*. Die ausdauernde krautige Pflanze erreicht Wuchshöhen bis 30 Zentimeter. Das Wurzelwerk reicht bis in 50 Zentimeter Tiefe und dient als Speicher- und Überdauerungsorgan. Zwei bis drei Laubblätter entspringen direkt aus der Wurzel, können zwölf bis 20 Zentimeter lang sein und bis zu fünf Zentimeter breit. Die Pflanze entwickelt einen traubigen Blütenstand mit fünf bis zehn breitglockigen weißen Blüten. Ihr aromatischer Duftstoff wird für die Parfumherstellung genutzt. Das Maiglöckchen kommt in ganz Europa und in Nordamerika vor. Die Pflanze wurde erstmals 1753 botanisch beschrieben.

Das Maiglöckchen enthält etwa 40 Herzglykoside, insbesondere Convallatoxin, Convallatoxol, Convallosid, Lokundjosid und Desglucocheirotoxin, darüber hinaus auch Saponine und Flavonoide. Alle Pflanzenteile sind giftig.

Als Heilpflanze taucht das Maiglöckchen erstmals in Gabriel von Lebensteins Abhandlung *Von den gebrannten Wässern* (Anfang 15. Jahrhundert) auf. Eine naturgetreue Abbildung enthält der *Gart der Gesundheit* (1485). Mitte des 19. Jahrhunderts entdeckte man das Maiglöckchen, das zuvor nur in der russischen Volksmedizin vorkam, als Ersatz für Digitalis- und Meerzwiebelglykoside zur Behandlung der Herzinsuffizienz wieder. 1858 isolierte der Heidelberger

Chemiker Georg F. Walz die Glykoside Convallamarin und Convallarin. Standardisierte Extrakte oder Reinglykoside werden heute, meist kombiniert mit Adoniskraut oder Meerzwiebel, für Zubereitungen pflanzlicher Herzmittel benutzt.

Strophanthus gehört zur Familie der Hundsgiftgewächse *(Apocynaceae)*. Es gibt etwa 40 Strophanthus-Arten, die vor allem im zentralen Ost- und Westafrika heimisch sind. Es sind meist verholzende Strauch- oder Lianengewächse, die bis in die Wipfel von Bäumen emporklettern. Die zwittrigen Blüten sind fünfzählig, die Kronblätter röhrig verwachsen. Die Kronzipfel mancher Arten können eine beeindruckende Länge erreichen. Strophanthus bildet längliche doppelfollikuläre Früchte, die platzen und Samen freigeben.

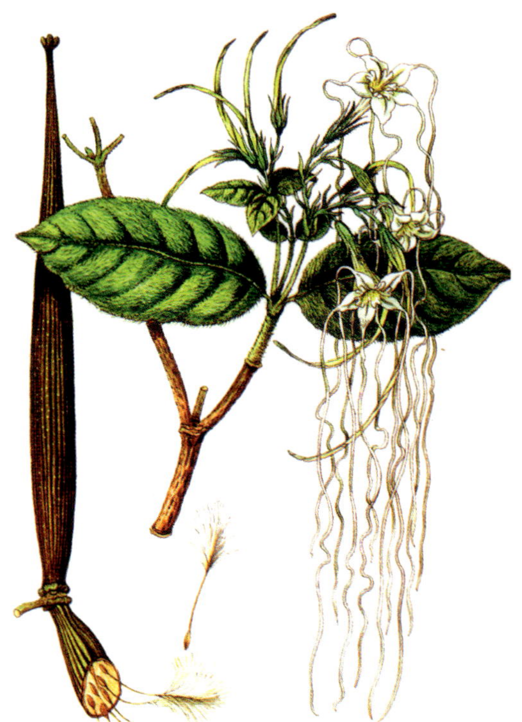

Strophanthus kombé *mit eröffnetem Fruchtfollikel und Samen, gegenständigen Laubblättern und fünfzähligen Blüten mit langen Kronzipfeln*

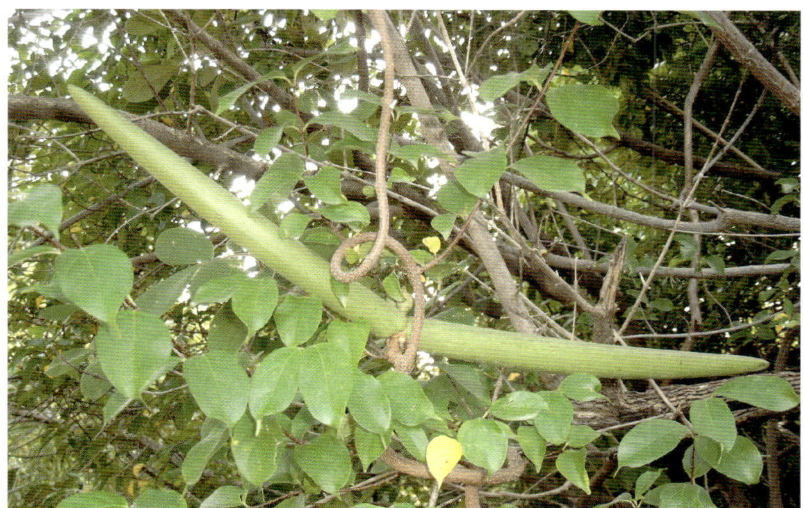

Fruchtfollikel von Strophanthus sarmentosus, *der die Samen enthält*

Die Samen enthalten Herzglykoside (Strophanthine) und wurden traditionell in Afrika zur Herstellung von Pfeilgiften verwendet. Mitte des 19. Jahrhunderts entdeckte man die Herzwirksamkeit von Strophanthus. Medizinisch bedeutsame Arten sind *Strophanthus kombé* und *Strophanthus gratus*. Strophanthine waren neben Digitalisglykosiden im 20. Jahrhundert die am häufigsten benutzten Mittel zur Behandlung der Herzinsuffizienz.

- *Strophanthus kombé* enthält k-Strophanthin, darüber hinaus noch Helveticosid (Erysimin) und Cymarin.
- *Strophanthus gratus* enthält g-Strophanthin (= Ouabain).

Acokanthera gehört zur Familie der Hundsgiftgewächse *(Apocynaceae)*. Der Gattungsname *Acokanthera* leitet sich von den griechischen Wörtern *acoce* für stachelspitzig und *anthera* für Staubbeutel her, steht also für einen stachelspitzigen Staubbeutel. Es gibt etwa fünf Arten, die im tropischen und südlichen Afrika sowie in Arabien heimisch sind. Die Gewächse sind immergrüne Bäume oder Sträu-

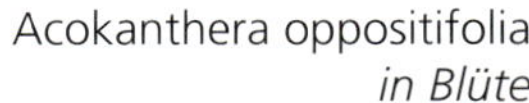

Acokanthera oppositifolia *in Blüte*

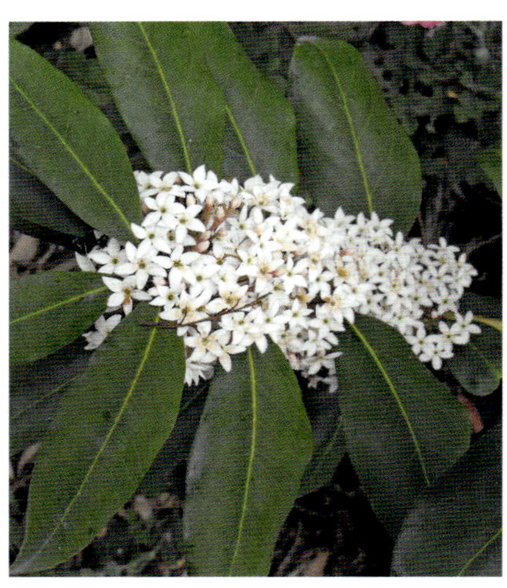

cher, die bis zu fünf Meter hoch wachsen und weißen Milchsaft enthalten. Die süß duftenden zwittrigen Blüten sind fünfzählig, die Kronblätter weiß oder rosa getönt.

Die Art *Acokanthera oppositifolia/ouabaio* (Buschmanns Schöngift) kommt überwiegend in Zentralafrika und Teilen von Ost- und Südafrika vor. Das Holz enthält Herzglykoside (ca. 1,1 Prozent) wie Acovenosid A, B und C sowie Acolongiflorosid A und Glucoavenocosid B sowie Ouabain, das mit g-Strophanthin identisch ist. Die Pflanze wurde zur Herstellung von Pfeilgift benutzt. Die traditionelle Medizin verwendet Pflanzenextrakte auch bei Bauch- und Kopfschmerzen oder Schlangenbissen.

Die Mähnenratte, ein großes Nagetier, zerkaut Blätter von *Acokanthera oppositifolia* und reibt mit dem Pflanzenbrei ihre stachelähnlichen Haare ein. So schützt sie sich mit Pflanzengift vor Angreifern. Die Mähnenratte selbst ist für die toxische Wirkung offenbar unempfindlich [Kingdon 2012].

Tierische Glykoside

Auch im Tierreich sind Spezies bekannt, die Glykoside zur Abwehr von Fressfeinden einsetzen. Viele Krötenarten, vor allem der Gattung

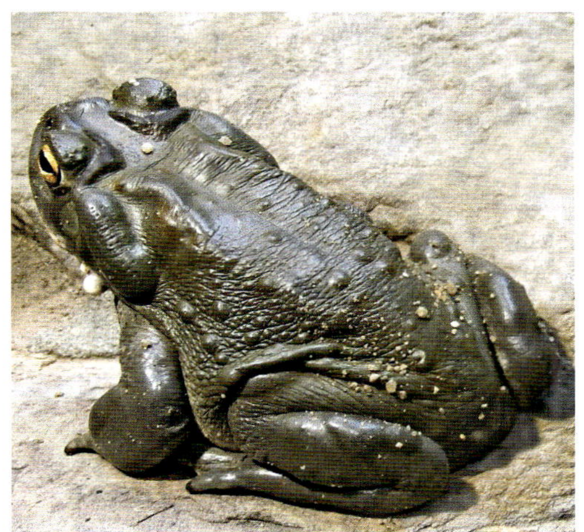

Coloradokröte
(Bufo alvarius)

Bufo, produzieren Hautsekrete mit herzwirksamen Stoffen. Dazu gehören die Coloradokröte *(Bufo alvarius),* die Aga-Kröte *(Bufo marinus),* die Sandkröte *(Bufo arenarum),* die Erdkröte *(Bufo bufo)* und die Wechselkröte *(Bufo viridis).* Im Gift der Tigernatter *(Rhabdophis tigrinus)* finden sich gleichfalls herzwirksame Glykoside.

Krötengift enthält neben den psychedelisch wirksamen Substanzen Bufotenin und O-Methyl-Bufotenin noch Stresshormone (Katecholamine: Adrenalin, Noradrenalin, Dopamin, Epinin), Dehydrobufotenin und Bufadienolidglykoside. Bufadienolide sind Steroidverbindungen und Abkömmlinge von Bufotalin, beispielsweise 5β-Bufa-20,22-dienolide, Scillarenin, Cinobufagin, Bufogenin oder Bufotoxin. Sie verursachen Wirkungen wie Herzglykoside: der Herzschlag und die kardiale Erregungsleitung verlangsamen sich.

Körpereigene Glykoside

Da Herzglykoside aus dem Pflanzen- und Tierreich einen hormonartigen Steroidstrukturaufbau haben, lag es nahe, nach körpereigenen (endogenen) Stoffen mit Glykosid- oder Hormonwirkung beim Menschen zu suchen. Man stellte sich vor, dass es im menschlichen Organismus Stoffe geben müsse, die wie Digitalis die Natriumpumpe hemmen können – unter normalen physiologischen Bedingungen und als Wirkfaktor bei Herz-Kreislauf- und Nierenerkrankungen. Seit den 1970er-Jahren konzentrierte sich die Forschung auf die Suche nach endogenen Herzglykosiden.

- 1991 identifizierten Forscher aus Michigan und Physiologen der Universität Maryland erstmals einen solchen Stoff: Ouabain bzw. ein mit Ouabain eng verwandtes Steroid. Andere Forscher bestätigten den Fund zehn Jahre später [Hamlyn 1991; Welcome 1991].
- 1990/2004 identifizierte man mithilfe von Massenspektrometrie und Protonen-MRS einen digitalisartigen Stoff (Digoxin) als endogenes Herzglykosid [Goto 1990; Qazzaz 2004; Buckalew 2005].
- 1993 wurden endogene Bufadienolide (19-nor Bufalin und Peptidderivate) biochemisch, immunologisch und spektroskopisch erstmals in menschlichem Gewebe (Linse) nachgewiesen [Lichtstein 1993].
- 1996 identifizierte und isolierte man aus menschlichem Plazentagewebe 3β-Hydroxy 14α 20:21-Bufenolid [Hilton 1996].
- 1998 gelang der Nachweis, dass das Meerzwiebelglykosid Proscillaridin A auch in gereinigtem menschlichem Blutplasma als endogenes Herzglykosid vorkommt [Schneider 1998].
- 1998 wurde das Krötengiftglykosid Marinobufagenin aus dem Urin von Patienten mit akutem Herzinfarkt als endogenes Herzglykosid isoliert [Bagrov 1998].
- 2005 identifizierte man Telocinobufagin als weiteres endogenes Herzglykosid aus dem Blutplasma von Patienten mit Nierenversagen [Komiyama 2005].

Obwohl alle diese Stoffe strukturell ähnlich aufgebaut sind, lösen die verschiedenen Substanzen doch unterschiedliche biologische Reaktionen aus – auf molekularer und zellulärer Ebene, in Körpergeweben und im Gesamtorganismus [Dvela 2007]. Beispielsweise stimuliert Ouabain auf molekularer Ebene die Natriumpumpen-Aktivität, Digoxin nicht. Auf zellulärer Ebene verringern beide Glykoside die

Lebensfähigkeit der Zelle. In Herzzellen verkürzt Ouabain das Aktionspotenzial, Digoxin nicht. Beide Glykoside erhöhen nicht die Herzschlagfrequenz. Bei Langzeitanwendung erhöht Ouabain den Blutdruck, Digoxin senkt ihn. Es handelt sich überwiegend um Ergebnisse tierexperimenteller Studien. Die genauen Mechanismen der verschiedenen Wirkungen unterschiedlicher endogener Herzglykoside werden nach wie vor intensiv erforscht.

Hypothesen zufolge sollen endogene Herzglykoside in den Nebennieren gebildet werden. Dieses Organ ist an der Regulierung zahlreicher lebenswichtiger Funktionen beteiligt: Elektrolytbalance, Tonus der glatten Gefäßmuskulatur, arterieller Blutdruck – im gesunden Zustand und bei vielen Erkrankungen (Herzinsuffizienz, Bluthochdruck u. a.). Wie so oft gab es Befürworter und Kritiker des Konzepts der endogenen Herzglykoside.

Das Forschungsthema endogene Herzglykoside ist schwierig und sorgt immer wieder für Überraschungen. Nach der Entdeckung von Ouabain als köpereigenes Herzglykosid 1991 mittels Flüssigchromatografie und Massenspektrometrie in menschlichem Blutplasma bestätigten zahlreiche Studien diesen Befund. Später beschäftigten sich mehr als 13 Forschergruppen damit, körpereigenes Ouabain mit Immunoassays (ELISA) nachzuweisen – mit uneinheitlichen Ergebnissen. Seit 2009 war klar, dass es diverse Ungereimtheiten in Bezug auf die Eigenschaften eines im Körper zirkulierenden Natriumpumpenhemmers und von Ouabain gab [Lewis 2014].

Eine deutsche Forschergruppe wiederholte das Experiment der Ouabain-Entdecker von 1991 – allerdings mit den neuesten Massenspektrometern (ultrasensitive UPLC-MS/MS). Und siehe da: Ouabain war weder in Blutproben von Kontrollpersonen noch von Herzinsuffizienz-Patienten zu entdecken. Das mit Immunoassays entdeckte Ouabain war offensichtlich nicht das originäre Ouabain gewesen. Existiert endogenes Ouabain demnach überhaupt? Wie so oft in der Wissenschaft: Das letzte Wort ist in dieser Sache noch nicht gesprochen [Baecher 2014].

Glykosidchemie

»Herzglykoside« (herzwirksame Glykoside, kardiotone Steroide) ist ein Sammelbegriff für chemische Stoffe mit dem gemeinsamen Merkmal, dass sie Steroidderivate sind, die mit Zuckermolekülen glykosidisch verbunden sind (= Steroidglykoside). Die medizinisch bedeutsamsten Herzglykoside sind Digitalisglykoside (Digoxin, Digitoxin) und Strophanthin.

Steroidglykoside bestehen aus einem Aglykon (= Steroidgrundgerüst plus ungesättigter Lactonring), an das ein bis vier Desoxyzucker gebunden sind. Bei fünfgliedrigem Lactonring spricht man von Cardenoliden, bei sechsgliedrigem Lactonring von Bufadienoliden.

Herzglykoside sind zwar ähnlich strukturiert, ihre chemischen, pharmakologischen und Wirkeigenschaften sind dennoch sehr unterschiedlich. Aufgrund der unterschiedlichen Polarität der Desoxyzucker ist Strophanthin hochgradig wasserlöslich (hydrophil). Digitalisglykoside sind hingegen hochgradig fettlöslich (lipophil). Auch bei der Halbwertszeit, der Bioverfügbarkeit, der oralen Resorption und anderen Parametern gibt es Unterschiede zwischen Digitalisglykosiden und Strophanthin.

Digoxin

Digoxin ist ein herzwirksames Digitalisglykosid, das in Fingerhutarten vorkommt. Es wurde erstmals 1930 von Sydney Smith bei *Burroughs Wellcome* in England aus den Blättern des Wolligen Fingerhuts *(Digitalis lanata)* isoliert. Ein Digoxin-ähnlicher Stoff wurde auch als körpereigenes (endogenes) Glykosid identifiziert. Das Aglykon ist Digoxigenin, das mit drei C6-Zuckermolekülen (Digitoxose) glykosidisch verbunden ist. Digitalisglykoside sind hochgradig fettlösliche (lipophile) Stoffe.

Digoxin wirkt herzkraftstärkend (positiv inotrop), es senkt die Herzfrequenz (negativ chronotrop), wirkt dämpfend auf die kardiale Erregungsleitungsgeschwindigkeit und erhöht die Erregbarkeit des

Chemische/pharmakologische Eigenschaften von Herzglykosiden

Eigenschaften	Ouabain (g-Strophanthin)	Digoxin	Digitoxin
Wasserlöslichkeit	+++	– –	– – –
Fettlöslichkeit	– – –	++	+++
Resorptionsquote % (Aufnahme in das Blut)	< 5	75	100
Eiweißbindung %	10	30	90
Halbwertszeit (Stunden)	15	35	170
Wirkungseintritt nach Injektion (Minuten)	5–10	20–30	60
Wirkungsmaximum nach Injektion (Minuten)	30–120	60–300	240–720
Wirkungsdauer (Tage)	0,8–1,4	2,4–4,4	12–20
Persistenzquote %	60	70–80	90–93
Kumulation (Glykosidanhäufung nach Mehrfachgabe)	rasch	rasch	langsam
Glykosidausscheidung in der Galle (=Niere) %	0,6	4,7	2,7
Tödliche Dosis (LD50, Katze, intravenös) mg pro kg Körpergewicht	0,15	0,25	0,45
Organverteilung der Glykoside			
Skelettmuskel *	+	++++	++++
Kleinhirn *	+	++	++++
Großhirn *	+	+	++++
Vollblut *	++	++++	++++++++
Niere **	++++	++++++	++++
Leber **	+++	+++	+++
Linker Herzventrikel **	++++	++	++
Vollblut **	(+)	(+)	(+)

* 0,5 ‰ der Dosis pro kg Körpergewicht, ** 15 ‰ der Dosis pro kg Körpergewicht [Erdmann 1983; Krebs 1980]

Strukturaufbau eines Herzglykosids (hier Ouabain/g-Strophanthin): Steroidgrundgerüst plus Lactonring (= Aglykon) und glykosidische Zuckerverbindung

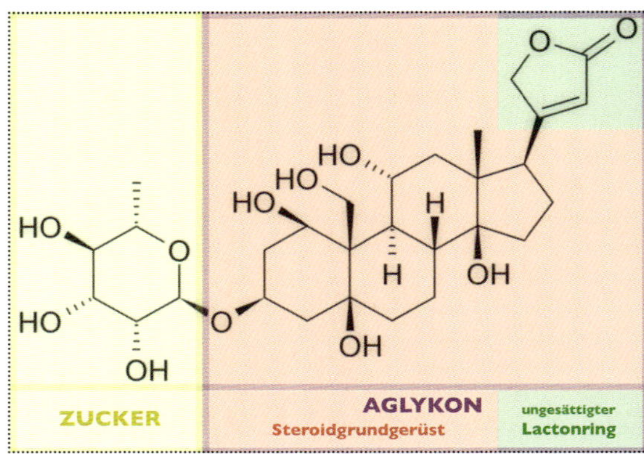

Herzens. Das mit jedem Herzschlag ausgeworfene Blutvolumen erhöht sich, die Nieren werden besser durchblutet und die Urinausscheidung nimmt zu.

Digoxin hemmt die Natriumpumpe an Herzmuskelzellen, wodurch die intrazelluläre Calcium-Konzentration ansteigt. Die Wirkungsdauer von Digoxin ist um den Faktor fünf kürzer als von Digitoxin. Digoxin wird überwiegend über die Nieren ausgeschieden.

Im 20. Jahrhundert gehörten Digitalisglykoside zu den populärsten Mitteln zur Behandlung der akuten und chronischen Herzinsuffizienz sowie von Herzrhythmusstörungen (Vorhofflimmern/-flattern). Heute werden sie nur noch als Mittel der zweiten Wahl bei chronischer, seltener bei akuter Herzinsuffizienz mit (tachyarrhythmischem) Vorhofflimmern empfohlen. Digitalisglykoside können

Strukturformel von Digoxin – Summenformel $C_{41}H_{64}O_{14}$

Beschwerden bei systolischer Herzinsuffizienz lindern. Digoxin wird anstelle von Digitoxin bevorzugt.

Digoxin-Präparate stehen als Tabletten und Injektionslösung zur Verfügung. Die Verordnung von Tabletten wird bevorzugt. Das therapeutische Fenster von Digoxin ist eng – das heißt, erwünschte und unerwünschte giftige Wirkungen können durch nur geringfügige Dosisänderungen eintreten. Digoxin ist individuell schwer zu dosieren. Manchmal bleibt es auch unwirksam. Bei Mehrfachdosierung erhöht sich das Risiko für toxische Wirkungen durch Digoxinanhäufung (Kumulation).

Nebenwirkungen bei Überdosierung sind Herzrhythmusstörungen, Übelkeit/Erbrechen, Durchfall, Kopfschmerzen, Müdigkeit und Benommenheit. Kontraindikationen sind Verdacht auf Digitalisvergiftung, bestimmte Herzrhythmusstörungen (AV-Block u. a.), Aortenaneurysma und Herzmuskelverdickung (hypertrophe Kardiomyopathie). Auch bei Hypokaliämie, Hyperkalzämie, Hypomagnesiämie und Sauerstoffmangel wird von Digoxin abgeraten. Zahlreiche Herz-Kreislauf-Mittel (Diuretika, Antiarrhythmika u. a.) können, gleichzeitig verabreicht, toxische Digoxinwirkungen verstärken (Interaktionen).

Digitoxin

Vom strukturell ähnlichen Digoxin unterscheidet sich Digitoxin nur durch eine fehlende Hydroxygruppe am C12 des Aglykons. Das Herzglykosid kommt in den Blättern des Roten Fingerhuts *(Digitalis purpurea)* vor. Zehn Kilogramm Digitalisblätter ergeben sechs Gramm Digoxin. Das Aglykon ist Digitoxigenin, das mit drei C6-Zuckermolekülen (Digitoxose) glykosidisch verbunden ist. Digitoxin hat im Vergleich zu Digoxin eine verlängerte Halbwertszeit (sechs bis acht Tage). Es wird bevorzugt über die Leber ausgeschieden. Die Indikationen, Wirkungen, Nebenwirkungen, Interaktionen und Kontraindikationen von Digitoxin sind mit Digoxin vergleichbar. In Deutschland stehen Digitoxin-Präparate als Tabletten und Injektionslösung zur Verfügung.

Ouabain (g-Strophanthin)

Das Herzglykosid Ouabain kommt in afrikanischen Schlingpflanzen der Gattung *Strophanthus* vor. Der Name »g-Strophanthin« leitet sich von der Art *Strophanthus gratus* ab, die Ouabain enthält. g-Strophanthin und Ouabain sind identisch. Auch das Gewächs *Acokanthera oppositifolia/ouabaio* enthält Ouabain. Dass Ouabain auch als körpereigenes (endogenes) Herzglykosid vorkommt, ist derzeit nicht gesichert [Lewis 2014]. »Ouabaio« ist die englische Schreibung des afrikanischen Wortes »Wabayo«.

Das Aglykon g-Strophanthidin (Ouabagenin) ist glykosidisch mit einem Zucker (L-Rhamnosid) verbunden. Die Reinform von Ouabain sind farblose glänzende Kristalle mit bitterem Geschmack. Ouabain ist ein hochgradig wasserlösliches Herzglykosid (hydrophil).

Vor allem als Injektionslösung ist Ouabain das am schnellsten wirksame Herzglykosid. In höherer Dosierung hemmt Ouabain wie Digitalisglykoside die Natriumpumpen von Herzmuskelzellen und wirkt somit herzkraftstärkend (positiv inotrop). In geringer Dosierung nach langsamer, intravenöser Injektion und insbesondere bei oraler Einnahme wirkt Ouabain stimulierend auf die Natriumpumpe und trägt somit zur intrazellulären Absenkung des Natrium-/Calciumgehalts bei. Ouabain ist zudem als Gegenmittel (Antidot) bei Digitalisvergiftung wirksam. Darüber hinaus weisen Forschungsergebnisse der jüngsten Zeit auf zahlreiche günstige Wirkungen von Ouabain bei Herzerkrankungen hin (z. B. koronare Herzkrankheit, Angina pectoris, Herzinsuffizienz, Koronarinsuffizienz). Ouabain verbessert die Blutfüllung der Herzkammern (Vorlast), den Energiestoffwechsel und die Sauerstoffmangeltoleranz des Herzmuskels.

Bis zum Ende des 20. Jahrhunderts gehörte Ouabain/Strophanthin neben Digitalisglykosiden zu den bei Herzinsuffizienz am häufigsten benutzten Arzneistoffen. In der zweiten Hälfte des 20. Jahrhunderts wurden Digitalisreinglykoside bevorzugt eingesetzt und Ouabain geriet allmählich ins Abseits. Hinzu kamen das Arteriosklerose-Dogma in Bezug auf die Entstehung von Herzerkrankungen und darauf be-

Strukturformel von Ouabain (g-Strophanthin) – Summenformel $C_{29}H_{44}O_{12}$

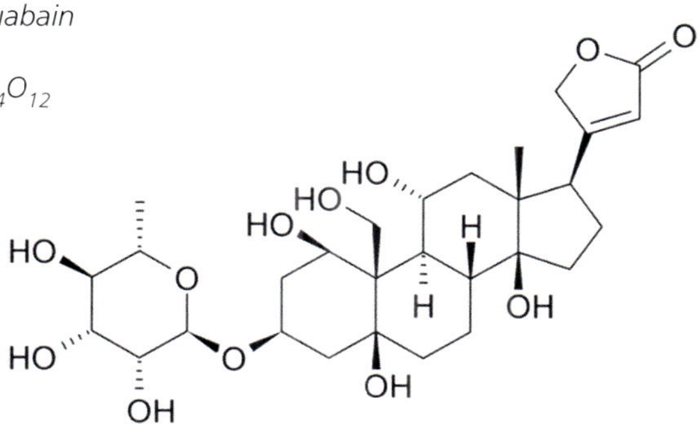

zogene neue Arzneimittel wie Lipidsenker, ACE-Hemmer, Betablocker, AT1-Rezeptorantagonisten (Sartane), Calciumkanalblocker und Nitro-Präparate (Nitrate). Ouabain galt demnach als hoffnungslos veraltet. Zudem wurden die Bioverfügbarkeit und orale Wirksamkeit von Ouabain angezweifelt.

Heute kommt Ouabain in diversen Leitlinien (akute Koronarsyndrome, koronare Herzkrankheit, akute und chronische Herzinsuffizienz) nicht mehr vor. Der Vertrieb des letzten oralen Strophanthin-Präparates Strodival wurde 2012 eingestellt. Strophanthin-Zubereitungen können nur noch auf Rezept in Apotheken hergestellt werden.

Glykosidwirkungen

Digitalisglykoside und Strophanthine sind die ältesten bekannten Arzneistoffe zur Behandlung der Herzinsuffizienz. Beide Herzglykoside gehörten im 20. Jahrhundert zu den meistbenutzten Herzmitteln. Digitalis kommt noch heute bei Herzinsuffizienz gelegentlich zum Einsatz. Strophanthin wurde – trotz jahrzehntelang guten Erfahrungen in der Praxis – zunehmend seit den 1970er-Jahren als »substantia non grata« eingestuft, als »unerwünschtes« Herzmittel. Dabei lässt die seit Langem empfohlene, moderne Standardtherapie der Herzinsuffizienz nach wie vor viel zu wünschen übrig.

Man kann nicht sagen, dass die Leitlinienempfehlung bislang sehr erfolgreich gewesen ist. Die Erkrankungs- und Neuerkrankungsraten der Herzinsuffizienz steigen in den meisten Industriestaaten an [Liu 2014]. Jeder zweite Betroffene stirbt daran innerhalb von fünf Jahren – eine Sterberate so hoch wie bei Krebserkrankungen. Hinzu kommt, dass die Standardmedikation bei Herzinsuffizienz in Vergleichsstudien keinen sehr ausgeprägten Abstand zur Wirkung eines Scheinmedikaments (Placebo) vorweisen kann [Granger 2006].

Es gibt demnach großen Bedarf und ein großes Interesse an wirksamen Arzneimitteln zur Behandlung der Herzinsuffizienz. Wären hier nicht die altbewährten Digitalisglykoside und das vielseitige, bislang unterschätzte Strophanthin preiswerte Kandidaten für eine effiziente Herztherapie?

Obwohl die Nachteile von Digoxin bekannt sind (Herzrhythmusstörungen, schwierige Dosierung), ist die Medizin nach wie vor an diesem Herzmittel interessiert [Campia 2010]. Bis jetzt ist es aber noch nicht gelungen, den exakten Wirkungsmechanismus von Digoxin zu entschlüsseln.

In den Anfangsjahren der Glykosidtherapie glaubte man, dass alle Herzglykoside identische therapeutische Wirkungen haben – viele Ärzte und Mediziner glauben heute noch daran. Tatsächlich ist das nicht der Fall.

Vor allem die jahrzehntelange Anwendungspraxis zeigte, dass Digitalis bevorzugt Sympathikus-aktivierend und Strophanthin bevorzugt Vagus-aktivierend wirkt. Dies scheint damit zusammenzuhängen, dass Digitalisglykoside fettlöslich (lipophil) und Strophanthine wasserlöslich (hydrophil) sind. Hinzu kommen unterschiedliche Wirkungen, die man bei hohen und niedrigen Dosierungen beobachtet. Es gibt aber noch mehr Unterschiede [Fürstenwerth [3] 2014].

Unterschiedliche Indikationen

Die Anwendungsgebiete von Ouabain (g-Strophanthin) und Digitalis sind durchaus verschieden: Digitalis wird bei Rechtsherzinsuffizienz und Ouabain bei Linksherzinsuffizienz eingesetzt. Ein weiteres Anwendungsgebiet von Ouabain ist die Angina pectoris (inklusive Herzinfarkt). Bei diesen Indikationen würde Digitalis die Beschwerden verschlimmern und ist deshalb kontraindiziert. Bemerkenswert ist auch, dass Ouabain (als Antidot) zur wirksamen Behandlung einer Digitalisvergiftung benutzt werden kann – das wurde schon 1902 erstmals beobachtet und kürzlich erneut bestätigt [Nesher 2010].

Im Vergleich zu Digitalis hat Ouabain zwei verschiedene Wirkungen bei Herzerkrankungen: eine schwach ausgeprägte herzkraftstärkende (positiv inotrop) und eine stimulierende Wirkung auf den

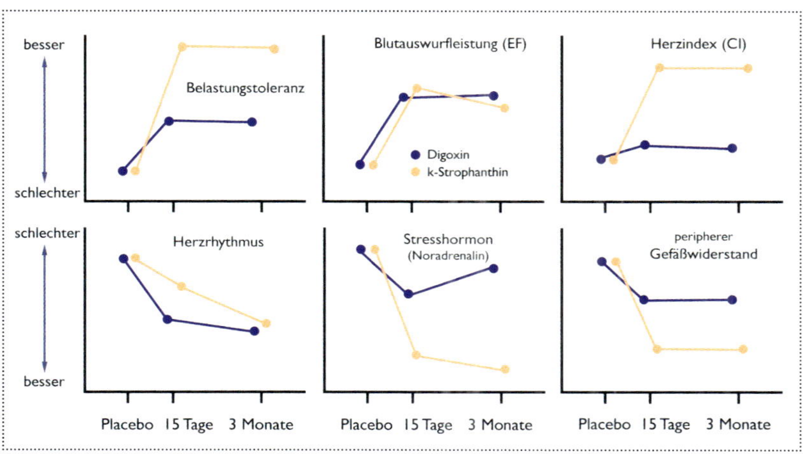

Ergebnisse einer placebokontrollierten Crossover-Doppelblindstudie mit 22 Patienten mit Herzinsuffizienz (NYHA III/IV). Relativ hohe orale Dosierungen wurden benutzt: 0,25 Digoxin (Serumspiegel: 1,9–2,5 ng/ml) bzw. eine Injektion mit 0,125 mg k-Strophanthin pro Tag. Die Patienten wurden mit Medikamenten durchgehend weiterbehandelt (Diuretika, ACE-Hemmer, Nitrate u. a.). Strophanthin erwies sich bei allen Messgrößen als gleichwertig bzw. meist überlegen im Vergleich zu Digoxin [nach Agostoni 1994].

Stoffwechsel des Herzmuskels. Im Tierversuch zeigte sich, dass Ouabain die Widerstandsfähigkeit des Herzens gegenüber Sauerstoffmangel bei Herzschwäche verbessert. Vieles spricht dafür, dass Ouabain dadurch herzschützend wirkt. Digitalis wirkt hingegen in bislang üblicher Dosierung überwiegend herzkraftstärkend – ohne positiven Einfluss auf den kardialen Energiestoffwechsel.

Anwendungsbeobachtungen mit Tausenden Patienten während des vergangenen Jahrhunderts ergaben überwiegend günstige Wirkungen von Ouabain bei akuter und chronischer Linksherzinsuffizienz, bei koronarer Herzkrankheit, Angina pectoris und Bluthochdruck. Bemerkenswert war vor allem, dass viele Patienten über eine dramatische Besserung der schlafraubenden nächtlichen Atemnot berichteten – das war schon Albert Fraenkel aufgefallen. Klinische Studien, die nach den heute geforderten Standards die Wirkung von Ouabain (g-Strophanthin) und Digitalis direkt verglichen hätten, gibt es bislang nicht.

Allerdings zeigte eine Doppelblind-Crossoverstudie mit k-Strophanthin versus Digoxin bei 22 Patienten mit fortgeschrittener Herzinsuffizienz deutliche Vorteile für Strophanthin: Die Herzfunktion verbesserte sich und die Stresshormonspiegel im Blut waren signifikant vermindert – unter Digoxin fehlten solche Wirkungen [Agostoni 1994].

Herzkraftverstärkung und Herzschutz

Zum Allgemeinwissen der Herzmedizin gehört heute, dass die herzkraftstärkenden Wirkungen von Herzglykosiden durch Hemmung der Natriumpumpe vermittelt werden. Dadurch steigt der intrazelluläre Calciumgehalt der Herzmuskelzellen an und die Kontraktionskraft nimmt zu. Zu viel Herzglykoside im Blut führen zur Calciumüberladung und totalen Hemmung der Natriumpumpe bzw. zum Tod der Herzmuskelzelle.

Es gibt aber widersprüchliche Forschungsbefunde. Hierzu gehört die Beobachtung, dass die Herzkraftverstärkung nicht notwendigerweise mit einer Hemmung der Natriumpumpe verknüpft sein muss: Identische Herzkraftverstärkung wurde bei unterschiedlichen Herzglykosiden mit unterschiedlich ausgeprägter Natriumpumpenhemmung beobachtet. Offenbar spielen die Strukturunterschiede der verschiedenen Glykoside eine wichtige Rolle. Bei hohen Dosierungen scheinen aber alle Herzglykoside durch komplette Pumpenhemmung bzw. übermäßige Herzkraftverstärkung (bis zum Herzstillstand) gleichartig zu wirken.

Aus Tierstudien gibt es Hinweise darauf, dass Ouabain herzschützend wirkt, ohne dass eine Hemmung der Natriumpumpe oder eine Herzkraftverstärkung nötig wären: Ouabain schützte das Herz bei Durchblutungsstörungen vor Schäden [Morgan 2010]. Demnach sind herzschützende/-kräftigende Effekte nicht zwangsläufig an die Hemmung der Natriumpumpe gebunden. Die herzkräftigende (positiv inotrope) Wirkung der Herzglykoside kann nicht der einzige Grund für die therapeutischen Effekte sein. Diese Hypothese wird dadurch bekräftigt, dass günstige Ouabain-Wirkungen bei Dosierungen auftreten, die so niedrig sind, dass es zu keiner Pumpenhemmung kommt.

Unterschiedliche Wirkmechanismen

Es gibt auch Unterschiede hinsichtlich des Wirkungseintritts und der Wirkdauer von Ouabain und Digitalis. Die Wirkung von Ouabain tritt unmittelbar nach der intravenösen Injektion auf, erreicht ihr Maximum nach fünf bis zehn Minuten und hält fünf bis sieben Stunden an. Die Wirkung von intravenösem Digoxin setzt nach fünf bis 30 Minuten ein und hält eine bis vier Stunden an. Bei Digitoxin beginnt die Wirkung eine Stunde verzögert und hält maximal zwölf Stunden an. Bei langsamer Infusion von Ouabain werden zudem keine hohen Konzentrationen im Blut beobachtet: nach 15 Minuten vier bis sechs ng/ml, nach einer Stunde zwei ng/ml.

Toxizitätsstudien weisen darauf hin, dass oral eingenommenes Ouabain in hohem Maße sicher und wirksam eingesetzt werden

Die Natriumpumpe

»Natriumpumpe« ist ein abgekürzter Ausdruck für Natrium-Kalium-ATPase (3 Na^+/2 K^+-ATPase) oder Natrium-Kalium-Pumpe. Es handelt sich um ein in der Zellmembran befindliches sogenanntes Transmembranprotein, das heißt ein Eiweiß, das quer zur Zellmembran von der Außen- bis zur Innenseite der Membran positioniert ist. Es ist funktional ein Enzym (ATPase), das vermittelt durch eine Reaktion von Adenosintriphosphat (ATP) mit Wasser (Hydrolyse) den Transport von Natriumionen (Na^+) aus der Zelle und den Transport von Kaliumionen (K^+) in die Zellen katalysiert.

Die Zellmembran wird durch Konzentrationsgefälle zwischen Extra- und Intrazellularraum stabilisiert. Der Konzentrationsgradient wird durch Transport von Natrium- (Na^+) und Kaliumionen (K^+) aufrechterhalten. ATP-Hydrolyse ist der chemische »Elektromotor« des Transportmechanismus – ATP = Adenosintriphosphat; ADP = Adenosindiphosphat; P = Phosphatrest.

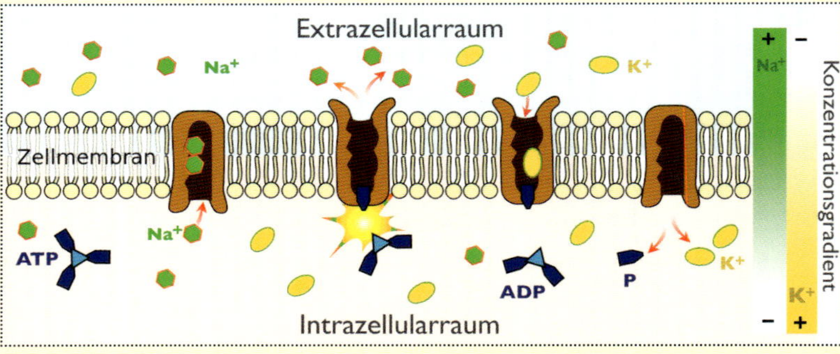

Die Zellmembran ist die Abgrenzung von innen und außen, von Intra- und Extrazellularraum. Nur durch einen chemischen Konzentrationsgradienten (unterschiedliche Elektrolytkonzentrationen) zwischen innen und außen bleibt die Zellmembran stabil und die Zelle lebensfähig.

Transmembranproteine sind mit Schleusen zwischen dem inneren Zellraum und dem äußeren Milieu vergleichbar. Dies ermöglicht unter anderem die Versorgung der Zelle mit Stoffen (Nährstoffe u. a.), die von außen in die Zelle gebracht werden müssen. Die Natriumpumpe ist ein solcher Schleusenmechanismus.

- Die Natriumpumpe wurde 1957 von dem dänischen Mediziner Jens Christian Skou entdeckt. Dafür bekam er 20 Jahre später den Nobelpreis.
- Die Natriumpumpe ist seit den 1960er-Jahren als Herzglykosidrezeptor der Zellmembran anerkannt – das heißt als Andockstelle für extrazelluläre Glykosidmoleküle, die bei Rezeptorkontakt bestimmte Reaktionen in der Zelle auslösen (z.B. Aktivierung von Signalkaskaden). Millionen Nerven- und Herzmuskelzellen haben einen solchen Rezeptor.
- Strukturell besteht die Natriumpumpe aus einer α- und β-Einheit sowie einem dritten Molekül zur Modulation und Stabilisierung des Enzyms. Es gibt auch Strukturvariationen der α- und β-Einheiten (Isoformen), die unterschiedlich funktionieren und eine unterschiedliche Empfindlichkeit für Herzglykoside aufweisen. Manche Isoenzyme finden sich in allen menschlichen Zellen, andere etwa in Nerven- und Herzmuskelzellen.
- Die Funktion der Pumpe besteht darin, gegenläufig über die Zellmembran drei Natriumionen (Na^+) gegen zwei Kaliumionen (K^+) auszutauschen. Und zwar entgegen dem jeweils unterschiedlichen Konzentrationsgefälle (extra- bzw. intrazellulär), ohne dass das (elektrogene) Ruhemembranpotenzial verändert wird. Innerhalb der Zelle ist die Konzentration von K^+ hoch und von Na^+ niedrig, außerhalb der Zelle sind die Ionenkonzentrationen umgekehrt. Es handelt sich um einen energieabhängigen Transport. Hierzu wird die Bindungsenergie von ATP durch Reaktion mit Wasser benutzt. Die Natriumpumpe und Kaliumkanäle sind für die lebenswichtige Aufrechterhaltung des Konzentrationsgradienten erforderlich.
- Herzglykoside (Strophanthine und Digitalisglykoside) hemmen in unterschiedlicher Dosierung den Ionentransport. Indirekt steigt dann die Konzentration von Calciumionen (Ca^{2+}) in der Zelle an. Der intra-/extrazelluläre Natrium-Kalium-Transport ist gekoppelt. Verringert sich die Natrium-Konzentration in der Zelle, häuft sich zunehmend mehr Ca^{2+} in der Zelle an und die Kontraktionskraft der Herzmuskelzellen verstärkt sich.
- Strophanthine stimulieren in niedriger Konzentration die Natriumpumpe, Digoxin nicht. Dies ist eine Erklärung dafür, dass Strophanthine auch bei Angina pectoris und Herzinfarktpatienten eingesetzt werden können. Bei diesen Indikationen sind Digitalisglykoside kontraindiziert.

kann. Bei Digoxin wirken hohe orale Dosierungen erst dann maximal herzkraftstärkend, wenn die maximale Blutkonzentration bereits abgeklungen ist: beispielsweise vier Stunden nach der Einnahme von einem Milligramm Digoxin. Somit hängt die Wirkung von Digitalis nicht von der Blutkonzentration ab, sondern von den Digoxin-Konzentrationen im Gewebe.

Es gibt auch unterschiedliche pharmakokinetische Mechanismen. Ouabain bindet nur an der Außenseite der Plasmazellmembran von Herzmuskelzellen. Digoxin und Digitoxin dringen hingegen durch die Membran in das Zellinnere ein und vermitteln dort die Freisetzung von Calciumionen. Daraus kann man folgern, dass lipophile Herzglykoside wie Digoxin und Digitoxin über transmembranäre Calciumkanäle an der Herzmuskelzelle aktiv sind – was ihre toxische Wirkung erklärt. Ouabain hat keinen solchen Mechanismus, dringt nicht in die Zelle ein und wirkt nur von außerhalb an der Zellmembran.

Signalketten-Aktivierung

Niedrige Konzentrationen von Ouabain aktivieren Signalketten (Signaltransduktion) in der Herzmuskelzelle [Aperia 2007; Tian 2008]. Schon wenige Ouabainmoleküle lösen an Natriumpumpen-Rezeptoren der äußeren Zellmembran Signalkaskaden aus (Natriumpumpen-abhängiger Carrier-Mechanismus), die an Mitochondrien und den Zellkern weitergeleitet werden. Unter anderem führt dies zur Aktivierung der zellulären Energiegewinnung. Digoxin hingegen dringt durch passive Diffusion in die Zelle ein.

Man hat festgestellt, dass die Signalketten-Aktivierung durch Ouabain Wirkungen auf den Stoffwechsel von Organgeweben vermittelt. Beispielsweise erhöht sich die Energieproduktion von Mitochondrien in Nierengewebe. Der Stoffwechsel im Herzmuskel wird durch Ouabain via extrazellulärer Rezeptoraktivierung stimuliert. Solche Signalketten-Funktionen über den Natriumpumpen-Membrantransporter (Carrier) wurden nur für Ouabain nachgewiesen, nicht für Digitalisglykoside. Digitoxin blockiert einen Signalweg über Transmembranproteine (TNF) mit Aktivierung von Transkriptionsfaktoren (NF-κB), die für die Regulation von Immunreaktionen, Zellwachstum und Zelltod von Bedeutung sind – Ouabain aktiviert diesen Signalweg.

Somit löst Ouabain extrazellulär via Natriumpumpen-Carrier die (herzkraftstärkende) intrazelluläre Freisetzung von Calcium via Signalkette aus – deshalb nur die schwache Natriumpumpenhemmung. Zweitens aktiviert Ouabain gleichfalls über Signalketten den Stoffwechsel von Herzmuskelzellen. Diese Mechanismen erklären gut die positiven Effekte von Ouabain, die man in der Anwendungspraxis beobachtet hat.

Solche Mechanismen sind auch an anderen Gewebezellen beobachtet worden. Beispielsweise führt man angstlösende Wirkungen auf Ouabain-Effekte bei Hirnzellen zurück. Herzpatienten berichteten immer wieder, dass sie nach Ouabain-Einnahme eine deutlich bessere Stimmung, das Gefühl der Frische und wiedergewonnener Leistungsbereitschaft empfunden hätten. Es gibt auch Patienten mit Depression und Demenz, die erfolgreich mit Ouabain behandelt wurden. Derartige Wirkungen wurden bislang bei der Anwendung von Digitalisglykosiden nicht beobachtet.

Glykosidperspektiven

Als Ouabain als vermeintliches endogenes Herzglykosid identifiziert war, glaubte man einen Faktor gefunden zu haben, der Gefäßgewebe ungünstig beeinflussen und Bluthochdruck verursachen könnte. Also entwickelte man einen Ouabain-Antagonisten, der beim Menschen den Blutdruck senken sollte. Fünf Doppelblindstudien scheiterten und erbrachten keine Bestätigung dieser Hypothese. Zahlreiche Anwendungsbeobachtungen hatten hingegen immer wieder offenbart, dass Ouabain in der Tat bei Herzpatienten blutdrucksenkend wirkt – auch bei oraler Einnahme.

Wir wissen heute, dass Herzglykoside sowohl für die Entstehung als auch die Behandlung von Erkrankungen wie Schlaganfall, Diabetes, neurologischen Erkrankungen und Krebs von Bedeutung sind. Sie haben demnach mehr zu bieten als die allseits bekannte exklusiv herzkraftstärkende Wirkung durch Hemmung der Natriumpumpe.

Manche Glykoside haben nicht nur eine günstige Wirkung auf die Herzfunktion, sondern verbessern die Toleranz bei Sauerstoffmangel, beeinflussen wichtige Signalketten (Zellwachstum/-tod), regulieren die Transkription von Genen und verändern die Wirksamkeit anderer Arzneistoffe durch Veränderung von Stoffwechselenzymen [Riganti 2011].

Aus all dem ergibt sich, dass alle herzwirksamen Steroide keineswegs nur wegen der Hemmung der Ionenpumpenfunktion des Membranenzyms Natrium-Kalium-ATPase von therapeutischem Wert sind – ein überholtes, aber hartnäckiges Dogma. Wir nehmen zur Kenntnis, dass es bemerkenswerte Unterschiede zwischen Strophanthin/Ouabain und Digitalisglykosiden gibt [Fürstenwerth [4] 2014].

Digitalis-Comeback

Wenn schon ein Comeback von Strophanthin längst überfällig erscheint, warum nicht auch ein Comeback von Digoxin? Immerhin ist Digoxin ein vergleichbar prominentes Mittel zur Behandlung der Herzinsuffizienz wie Strophanthin. Es büßte aber im Zeitalter von ACE-Hemmern und Betablockern erheblich an Bedeutung ein und wird heute nur noch als Begleitmedikament empfohlen: bei Patienten mit verminderter Auswurfleistung des Herzens bei normalem Sinusrhythmus, die trotz optimaler Leitlinientherapie an Beschwerden leiden. Als Minuspunkt für Digoxin hatte man Studienergebnisse gewertet, die zeigten, dass nur die Häufigkeit einer Klinikaufnahme, aber nicht die Sterblichkeit günstig beeinflusst wird.

Digoxin hemmt die Natriumpumpe, wodurch sich Calcium in der Herzmuskelzelle anhäuft und die Kontraktionskraft zunimmt. Digoxin erhöht bei Patienten mit systolischer Herzinsuffizienz den Blutauswurf aus der linken Herzkammer, ohne dass die Herzfrequenz ansteigt oder der Blutdruck sinkt. Heute weiß man, dass Digoxin

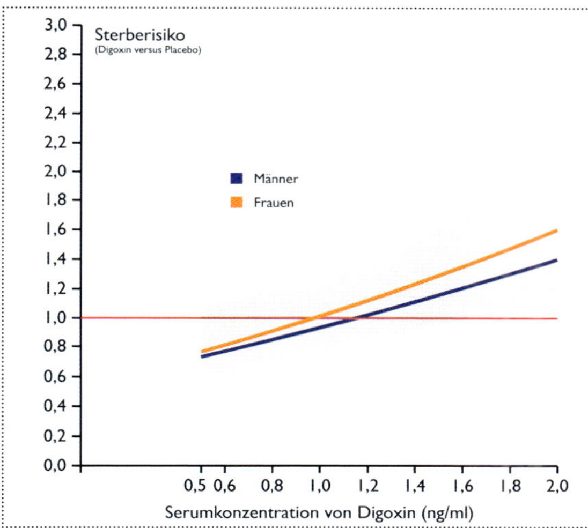

Die Dosis macht den Unterschied: Bei Serumwerten von Digoxin unter 1,0 ng/ml profitieren Patienten mit Herzinsuffizienz von einem verminderten Sterberisiko (unter 1,0), Frauen mehr als Männer. Das zeigt die retrospektive Analyse von 4944 Patienten der DIG-Studie. Der Streubereich der Werte ist grau dargestellt [nach Adams 2005].

ebenso wie Strophanthin weitere Wirkmechanismen hat – an Herzmuskel- und anderen Körperzellen. Vor allem in niedriger Dosierung (Serumkonzentrationen < 1,0 ng/ml) wirkt Digoxin (indirekt) Sympathikus-hemmend und Vagus-stimulierend.

Die Ergebnisse mehrerer fundierter Studien konnten nachweisen, dass unter Digoxin das Risiko einer Klinikeinweisung aufgrund von Herzinsuffizienz vermindert ist und dass Patienten von einer Besserung der Beschwerden sowie von verbesserter Lebensqualität profitieren. Dazu gehörten PROVED (*Prospective Randomized Study of Ventricular Function and Efficacy of Digoxin,* 1993), RADIANCE (*Randomized Assessment of Digoxin on Inhibitors of the Angiotensin Converting Enzyme,* 1993) sowie die DIG-Studie (*Digitalis Investigation Group,* 1997) mit 6800 Patienten plus Parallelstudie mit 988 schwerkranken Herzinsuffizienz-Patienten.

Bringt man die neuen Erkenntnisse über Digoxin-Wirkmechanismen und die im Trend günstigen Ergebnisse aus früheren Studien zusammen, bietet sich eine Neubewertung von Digoxin für die Herzinsuffizienz an. Kardiologen aus den USA prüften alle vorliegenden Befunde und Daten über Digoxin erneut und schlugen folgerichtig klinische Studien mit Digoxin in niedriger Dosierung vor (das war bislang nicht üblich). Sie sind im Prinzip unzufrieden damit, dass viele Patienten trotz optimaler Behandlung mit ACE-Hemmern, Betablockern u. a. dennoch an Beschwerden leiden – die durch Digoxin gebessert werden könnten [Adams 2014; Ambrosy 2014].

Als zielführende Serumkonzentrationen gelten Werte von 0,5 bis 0,9 ng/ml Digoxin. Vieles spricht dafür, dass mit dieser Niedrigdosistherapie die Sterblichkeit jeder Ursache und die Klinikeinweisung jeder Ursache gesenkt werden können. Dieser Vorschlag ist durchaus überraschend für die internationale Kardiologie. War sie doch bislang an die Unwägbarkeiten in Bezug auf Anwendungssicherheit und Toxizität von herzkraftstärkendem Digoxin in hoher Dosis gewöhnt.

Vorteile von Digoxin in niedriger Dosierung für Patienten mit Herzinsuffizienz: es ist kostengünstig; es kann einmal täglich eingenommen werden; es verschlechtert nicht die Nierenfunktion; es erhöht nicht die Kaliumwerte; es wirkt nicht blutdrucksenkend. Niedrige Dosierungen mit niedrigen Serumkonzentrationen von Digoxin erhöhen auch die Anwendungssicherheit. Die »neue« Digitalistherapie wäre demnach eine Digoxin-Niedrigdosistherapie.

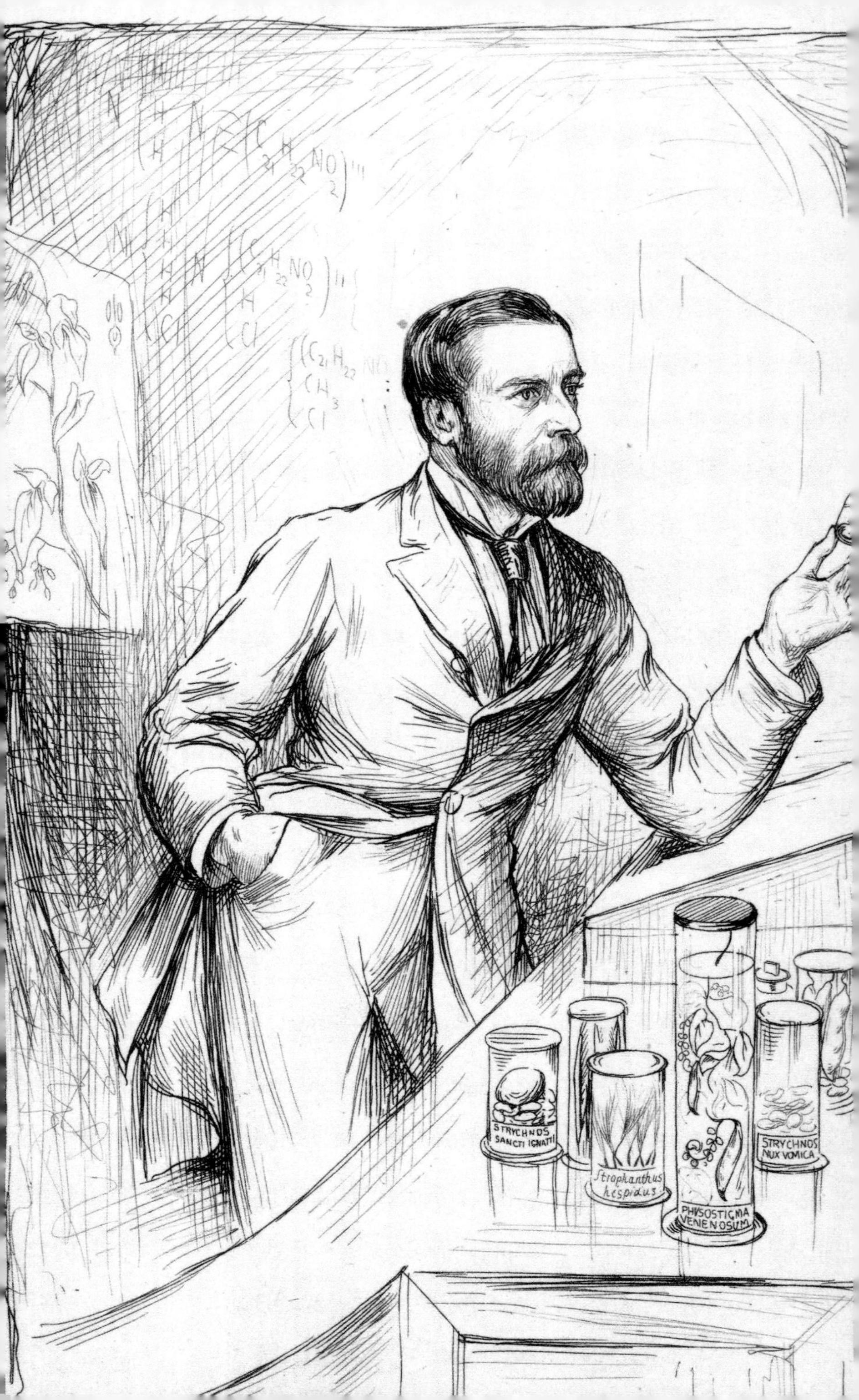
STRYCHNOS SANCTI IGNATII
Strophanthus hispidus
PHYSOSTIGMA VENENOSUM
STRYCHNOS NUX VOMICA

Herzmittel Strophanthin

In *Dornblüths Klinischem Wörterbuch*, dem Vorläufer des Medizinlexikons *Pschyrembel*, aus dem Jahr 1927 erscheint ein kurzer Dreizeiler unter dem Stichwort »Ouabain« (Pfeilgift der Somali). In der Ausgabe von 1939 gibt es zwei Stichworte: »Ouabein« und »Strophanthin«, mit einem Hinweis auf die Arbeit von Albert Fraenkel. Der *Pschyrembel* des Jahres 1972 kennt bereits »Strophanthin G« und »Strophanthin K«. Den hohen Stellenwert des Herzmittels in den 1970er-Jahren belegen die Einträge im *Reallexikon der Medizin* (1977): 13 Stichworte zu Strophanthin (eineinhalb Spalten).

In dem von mir 20 Jahre später mitherausgegebenen *Lexikon Herz-Kreislauf* (4. Aufl.) fehlen Strophanthin-Einträge gänzlich [Sulyma 1994]. Zu diesem Zeitpunkt war Strophanthin bereits aus dem kardiologischen Gedächtnis verschwunden. Auch im Therapiehandbuch *MSD Manual der Diagnostik und Therapie* (6. Aufl., 2000) kommt Strophanthin nicht mehr vor. Nur im *Roche Lexikon* (5. Aufl., 2003) hat das Herzglykosid die Jahrtausendwende mit drei Einträgen überlebt.

Vom Pfeilgift zum geschätzten Medikament und schließlich ins medizinische Abseits – so könnte man den Werdegang von Strophanthin anhand der Einträge in auflagenstarken Medizinlexika des 20. Jahrhunderts beschreiben. Ein bemerkenswerter Bewusstseinswandel in Bezug auf ein Herzmittel, dessen positive Wirkung auf die Symptome der Herzinsuffizienz noch heute von vielen Patienten sehr geschätzt wird.

Im 19. Jahrhundert erfand der schottische Pharmakologe Thomas R. Fraser ein neues orales Strophanthin-Präparat: Tincture of Strophanthus (k-Strophanthin) (1886).
Im 21. Jahrhundert erwarten wir ein neues orales Strophanthin-Präparat (g-Strophanthin) zur Behandlung der Herzinsuffizienz, das von dem Startup-Unternehmen Cornavita *entwickelt wird.*

Für die internationale Forschung ist Strophanthin hingegen ein hochinteressantes Thema geblieben. Unter dem Stichwort »Ouabain« sind im November 2022 mehr als 22 436 Einträge von Arbeiten in der (englischsprachigen) Datenbank *PubMed* gelistet – wobei zahlreiche deutsche Strophanthin-Publikationen aus den letzten Jahrzehnten gar nicht enthalten sind. Der erste Fachbeitrag in *PubMed* stammt aus dem Jahr 1890. Seit 1964 erscheinen jährlich Ouabain-Beiträge in dreistelliger Anzahl – bis heute. Zum Vergleich: Die Stichwortabfrage »Digoxin« ergibt 16 952 Treffer (November 2021), die erste Arbeit stammt aus dem Jahr 1946.

Gerade in den Jahrzehnten, als die Innere Medizin und die Kardiologie das Interesse an Strophanthin verloren, legte die Forschung enorm zu. Ein Großteil der Arbeiten beschäftigte sich mit den Funktionen des Natriumpumpen-Rezeptors und endogenem Ouabain. Klinische Studien mit Ouabain fanden aber überwiegend in Deutschland statt. Zudem waren es meist Anwendungsbeobachtungen. Evidenzbasierte kontrollierte Strophanthin-Studien fehlen.

Angesichts der enttäuschenden Ergebnisse mit empfohlenen Therapien bei Herzinsuffizienz wäre eine Neubewertung von Strophanthin (auch von Digoxin) für die klinische Behandlung von Herzpatienten willkommen. Die Langzeitprognose der symptomatischen Herzinsuffizienz ist bislang unter jeder Therapie vergleichbar schlecht. Das sagt heute auch Eugene Braunwald, Boston, einer der international renommiertesten Kardiologen: Trotz gewisser Fortschritte habe die Herzinsuffizienz noch immer eine schlechtere Prognose als Krebs; fundamental neue Konzepte seien jetzt gefragt [Braunwald 2015].

Das Medizinportal *medscape* titelte im April 2015: »Herzinsuffizienz: Suche nach neuen Therapie-Optionen« – anlässlich der 81. Jahrestagung der Deutschen Gesellschaft für Kardiologie (DGK) mit dem Schwerpunkt Herzinsuffizienz. Der Internist und Kardiologe Dr. Stephan Felix, Greifswald, erläutert die Brisanz des Themas:

»Während der letzten zehn Jahre hat die Häufigkeit zugenommen. Drei Millionen Deutsche haben objektive Kriterien einer

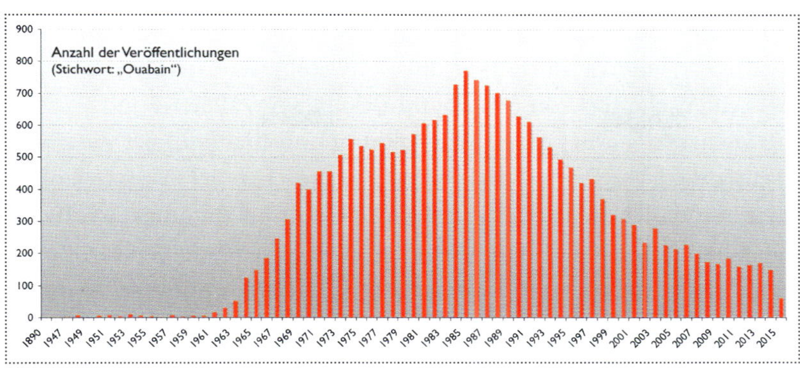

115 Jahre Strophanthin/Ouabain in der Wissenschaft: Mehr als 21 500 Forschungsbeiträge zum Thema sind seit 1890 in der Datenbank PubMed *verzeichnet.*

Herzmuskelschwäche. Etwa ein bis zwei Millionen Menschen in Deutschland haben eine symptomatische Herzinsuffizienz. Wenn trotz einer optimalen medikamentösen Therapie Patienten unter Belastung oder gar in Ruhe Zeichen einer Dyspnoe (Atemnot) entwickeln, dann ist die Prognose auch heute immer noch schlecht, noch schlechter als bei Krebspatienten. Das heißt, es gibt enormen Forschungsbedarf!«

Von Herzglykosiden ist selbstverständlich nicht die Rede! Und das, obwohl bereits fast 40 000 Forschungsbeiträge und Studien eines ganzen Jahrhunderts zu Herzglykosiden vorliegen! Nach wie vor unterschlägt die deutsche Kardiologie diese wertvolle Therapieoption für Herzpatienten. Vermutlich winken millionenschwere Förderbeträge für molekularbiologische und gentherapeutische Entwicklungen.

Ob und wann diese Entwicklungen den Patienten zugutekommen werden, bleibt ungewiss. Und die DGK feiert derzeit Prototypen-Varianten von Rezeptorantagonisten bereits als Durchbruch der Herzinsuffizienz-Therapie: ARNI (LCZ696) und MRA (BAY94-8862) – vielleicht etwas zu voreilig?

Es ist an der Zeit, sich wieder an das Herzmittel Strophanthin zu erinnern. Neue Erkenntnisse über physiologische Funktionen und Wirkeigenschaften von Strophanthin/Ouabain, sichere und wirksame Dosierungen bei oraler Anwendung und nicht zuletzt die guten Erfahrungen in der medizinischen Praxis aus der Vergangenheit sprechen dafür. Viele Herzpatienten, die mit belastenden Beschwerden leben müssen, würden mit einem neuen, zeitgemäßen Strophanthin-Präparat von einer besseren Lebensqualität profitieren – von einer besseren Prognose, selteneren Klinikeinweisungen und im besten Fall von einem längeren Leben.

Herzschutzeffekte

Obwohl es in der kardiologischen Praxis bislang kaum Anzeichen dafür gibt, dass man die Anwendung von Herzglykosiden unter den Vorzeichen neuerer Forschungsergebnisse in Erwägung zieht, bleiben Strophanthin und auch Digoxin bewährte Therapieoptionen – viele Patienten profitieren davon. Insbesondere Strophanthin hat explizit herzschützende Wirkungen gezeigt.

Das schwache Herz leidet unter Energiemangel, der die Arbeit der Herzmuskelzellen erschwert. Das Gewebe übersäuert, was den Energiemangel noch verschärft und zu Stressreaktionen führt. Strophanthin beeinflusst diesen pathologischen Teufelskreis günstig. »Hafer für das hungernde Herz« ist ein geflügeltes Wort für die Wirkung von Strophanthin auf den Stoffwechsel des Herzmuskels – im Gegensatz zu Digitalisglykosiden, die wegen ihrer ausgeprägten Herzkraftverstärkung als »Peitsche« bezeichnet werden.

Energieversorgung

Das Herz pumpt täglich zehn Tonnen Blut in das Gefäßsystem und schlägt mehr als 100 000 Mal. Für diese gewaltige Leistung wird viel Energie benötigt. Energieträger sind vor allem Fett und Zucker (Glukose), auch Lactat und Eiweiß (Aminosäuren). In den Mitochondrien der Herzzellen wird Energie durch Synthese und Hydrolyse von Adenosintriphosphat (ATP) erzeugt, wobei Protonen anfallen, die mit Sauerstoff zu Wasser verstoffwechselt werden.

Das Herz produziert und verbraucht etwa sechs Kilogramm ATP pro Tag. Kann die Sauerstoffversorgung des Herzens den Bedarf nicht decken, verursachen energetisch ungenutzte Protonen eine Übersäuerung (Azidose) des Muskelgewebes. Kommen Stressreaktionen hinzu, steigt der Sauerstoffbedarf bei schon vorliegendem Sauerstoffmangel noch weiter an. Die Übersäuerung verschärft sich. Der energiehungrigen Herzmuskelzelle droht der Azidosetod. Azidose verursacht beispielsweise den bei Angina pectoris typischen Brustschmerz.

In jedem Fall braucht der geschwächte Herzmuskel Energie. Fällt die (aerobe) Energiegewinnung mit Sauerstoff aus, wird auf die (anaerobe) Nutzung von Zucker (Glukose) und den Zuckerspeicherstoff Glykogen umgestellt. Dadurch wird die Azidose bekämpft, der Herzmuskel mit Energie versorgt und Zelltod (Herzinfarkt) verhindert. Bei anaerober Energiegewinnung wird Pyruvat (Brenztraubensäure) mit Protonen zu Lactat (Milchsäure) verstoffwechselt. Grundsätzlich ist Lactatbildung in Muskelgewebe eine Maßnahme, die den Muskel vor Überlastungsschäden schützen soll (»Muskelkater«). Als Gradmesser der Ansäuerung im Gewebe dient der pH-Wert.

Aus Tierversuchen weiß man, dass Strophanthin die Lactat-Nutzung im Herzmuskel verbessert. Strophanthin verringert die Blutkonzentrationen von Lactat bei Herzinsuffizienz-Patienten [Renk 1959].

Darüber hinaus erhöhten sich die Glykogen-Konzentrationen im Blut. Untersuchungen an menschlichen Skelettmuskelzellen ergaben, dass Herzglykoside wie Strophanthin die Glykogenproduktion stark stimulieren [Kotova 2006]. Dass dadurch die Ausdauerleistung des Herzens erhöht und das Hypertrophierisiko gesenkt wird, bestätigten Studien mit Tieren und gesunden Probanden [Saradeth

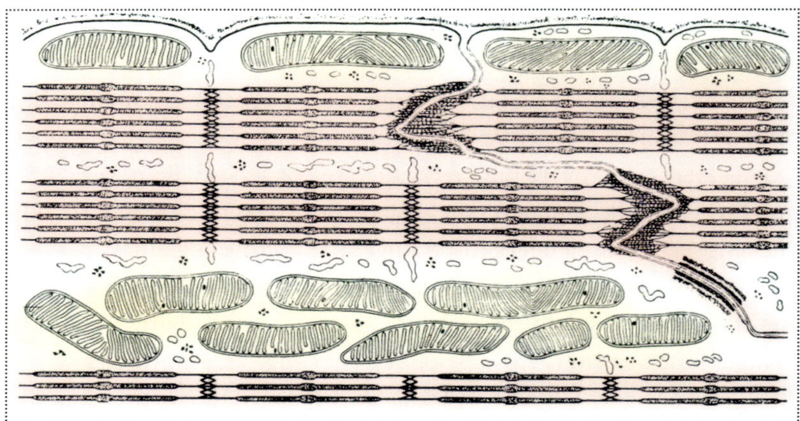

Strophanthin-Schauplatz: Die kontraktionsfähigen Muskelfäden der Herzmuskelzelle (rötliche Bereiche) müssen mit genügend Energie versorgt werden, die von Mitochondrien (gelbliche Bereiche) produziert wird. Strophanthin verbessert die Bedingungen für die optimale Energieversorgung.

1991]. Zudem stimulierte Strophanthin tierexperimentell auch die Eiweißsynthese im Herzmuskelgewebe [Kaemmerer 1986]. Solche Stoffwechseleffekte sind für Digitalisglykoside nicht beschrieben. Somit erhöht Strophanthin den Herzschutz durch Förderung der Energieversorgung und Erhöhung des Gewebe-pH-Werts.

Ein pH-Wert unter 6,2 verursacht irreversible Herzmuskelschäden. In der Herzchirurgie und bei Herztransplantationen wird deshalb der pH-Wert im Herzgewebe penibel kontrolliert [Wormer 2010].

In den 1970er-Jahren verabreichte man vor Herzoperationen sogar 0,3 mg Strophanthin, um Komplikationen vorzubeugen [Kern 1974]. Beim Herzinfarkt sinkt der Gewebe-pH rapide. Im Tierversuch gelang es, mit Strophanthin den pH-Wert von infarktbedrohtem Herzgewebe innerhalb von Minuten um 0,5 Einheiten anzuheben [von Ardenne 1978].

Sauerstoffmangeltoleranz

Die gängige Hypothese der ischämischen (auf Blutmangel beruhenden) Herzerkrankungen (Angina pectoris, koronare Herzkrankheit, Herzinfarkt) behauptet, dass mangelhafte Sauerstoffversorgung des Herzens ursächlich ist. Tatsächlich ist die lebenswichtige Herzfunktion auch in dieser Beziehung mit einem Schutzmechanismus ausgestattet. Sauerstoffmangel aktiviert diesen Mechanismus. Dies gilt für das gesunde Herz. Es kann mit drastisch reduzierter Sauerstoffzufuhr Stunden und Tage überleben, wenn stattdessen Glukose, Insulin und Kaliumsalze zugeführt werden. Dies wurde im Herzinsuffizienz-Tiermodell bestätigt [Hochrein 1966]. Eine weitere experimentelle Studie ergab, dass Herzmuskelzellen ohne Sauerstoff eine Woche überlebensfähig sind, wenn Glukose zugeführt wird und der pH-Wert im physiologischen Bereich bleibt [Graham 2004]. Es ist also nicht Sauerstoffmangel, sondern Energiemangel und Azidose, die zum Tod der Herzmuskelzellen führen.

Dieser Schutzmechanismus wird auch »ischämische Präkonditionierung« genannt: Sauerstoffmangel aktiviert einen Mechanismus, der die Herzmuskelzellen über Stunden lebensfähig hält. Wiederholtes Unterbinden der Blutzufuhr zum Herzen, gefolgt von Durchblutungsphasen, schützt das Herz vor Schädigungen bei anhaltender Mangeldurchblutung (Ischämie).

In Tierversuchen beobachtete der deutsche Physiologe Hermann Rein diesen Effekt [Rein 1949]. Als Entdecker des Phänomens gilt aber Murry [Murry 1986]. Hermann Rein glaubte, dass ein bestimmter Stoff aus der Milz in der Leber in den herzschützenden Faktor verwandelt wird (»Milz-Leber-Mechanismus«). Dieser bislang unbekannte Faktor wäre dann etwa bei Tieren aktiv, die Winterschlaf halten oder lange Sauerstoffmangelzustände aushalten müssen. An diesem Schutzmechanismus sind auf molekularer Ebene verschiedene Signalkaskaden beteiligt – Strophanthin aktiviert solche Signalkaskaden.

Rein experimentierte auch mit Strophanthin und stellte fest, dass das Herzglykosid ähnliche, aber länger anhaltende Wirkungen am mit Sauerstoff unterversorgten Herzen vermittelt. Weitere Tierversuche bestätigten herzschützende Strophanthineffekte bei Sauerstoffmangel. Orales Strophanthin erhöhte die Ausdauerleistung (die zu Sauerstoffmangel führen kann) im Tierversuch und bei gesunden Probanden [Hartl 1932; Saradeth 1991]. Möglicherweise sind dies Wirkungen des noch nicht zweifelsfrei identifizierten körpereigenen Glykosidhormons.

Auch die Aktivierung des Transkriptionsfaktors NF-κB durch Glykoside am Natriumpumpen-Rezeptor schützt das Herz. Der Faktor aktiviert Gene, die die Produktion herzschützender Proteine veranlassen. In jedem Fall gibt es zahlreiche Hinweise aus der Forschung, dass Strophanthin eine wirksame ischämische Präkonditionierung vermittelt, die dem Schutz der Herzmuskelfunktion dient. Strophanthin ändert nichts am Sauerstoffmangel, sondern ermöglicht eine verlängerte Toleranz des Sauerstoffmangels und verhindert die Herzinsuffizienz.

Stressminderung

Hauptursache der Herzinsuffizienz ist nach aktuellem Kenntnisstand eine Störung des autonomen (vegetativen) Nervensystems, insbesondere die Überaktivität des Sympathikus. Im Normalfall kontrollieren und interagieren der Sympathikus (stimulierend) und der Vagus (hemmend) wechselwirkend – ein effizientes Anpassungssystem für körperliche Reaktionen bei unterschiedlichen Belastungszuständen.

Herzinsuffizienz-Patienten sind im Dauerstress. Sie haben einen zu hohen Sympathikotonus und einen zu niedrigen Vagotonus. Die bekannten Risikofaktoren der Herzinsuffizienz – Übergewicht, Rauchen, Bluthochdruck – sowie Depression, Angst- und chronische Stresszustände sind gleichfalls alle mit erhöhter Sympathikusaktivität verbunden. Stress schädigt das Herz: Sauerstoffbedarf und -verbrauch steigen an, Fettsäuren werden freigesetzt, die Energiegewinnung in Mitochondrien wird durch Stresshormone gestört, massenhaft Protonen fallen an, der pH-Wert im Gewebe sinkt und es droht der Azidosetod der Herzmuskelzelle.

Stresshormone (Katecholamine) sind die Botenstoffe des sympathischen Nervensystems. Bei Sympathikusaktivierung tauchen sie vermehrt im Blut auf und vermitteln die bekannten Reaktionen: flachere schnelle Atmung, Beschleunigung des Herzschlags, Erhöhung des Blutdrucks, Schweißsekretion. Noradrenalin ist der Botenstoff des sympathischen und Acetylcholin der Botenstoff des parasympathischen Systems (Vagus).

Die exzessive Ausschüttung von Katecholaminen verursacht eine Größenzunahme (Hypertrophie) des Herzmuskels, Schäden an Herzmuskelzellen, Kontraktionsstörungen und infarktartigen Gewebeuntergang. Erhöhte Katecholaminspiegel sind eng an den Schweregrad und die schlechte Prognose der Herzinsuffizienz gekoppelt. Sie spielen eine wesentliche Rolle für die Entwicklung von Herz-Kreislauf-Erkrankungen [Grassi 2010].

Studien zur linksventrikulären Fehlfunktion weisen darauf hin, dass eine Sympathikusaktivierung nachweisbar ist, bevor die Herzinsuffizienz klinisch auffällig wird [Francis 1990]. Bei den meisten Patienten mit Herzinsuffizienz ist zudem die Vagusaktivität vermindert. Somit wären Substanzen, die den Sympathikotonus dämpfen und den Vagotonus stimulieren, die ersten und besten Kandidaten für eine wirksame Therapie der Herzinsuffizienz – Betablocker beeinflussen zumindest die sympathische Komponente günstig. Herzglykoside wären eine noch wirksamere Option. Sie modulieren das autonome Nervensystem insgesamt.

Die erwünschten therapeutischen und toxischen Wirkungen der Herzglykoside ähneln der kombinierten Wirkung der Botenstoffe des Sympathikus (Katecholamine) und des Vagus (Acetylcholin) [Runge 1975]. Digitalisglykoside haben ausgeprägte sympathikusartige Effekte, Strophanthus-Glykoside vagusartige Wirkungen. Die Glykosideffekte können jedoch je nach Zustand des vegetativen Nervensystems unterschiedlich ausfallen. Gesunde Herzen reagieren anders auf

Glykoside als kranke. Das kann die Dosisfindung erschweren. Die individuelle »Einstellung« eines Patienten auf ein Medikament gilt heute als Selbstverständlichkeit, sollte demnach auch für die Behandlung mit Digitalis oder Strophanthin gelten (»jedes Herz braucht seine eigene Digitalis- und Strophanthin-Dosis« [Kern 1951]).

Anders als bei Digoxin steht bei Strophanthin die sympathikusdämpfende Wirkung im Vordergrund. Schon extrem niedrige Strophanthin-Dosierungen hemmten im Tierversuch die Ausschüttung von Katecholaminen aus den Nebennieren signifikant [Gutman 1977]. Auch bei gesunden Probanden waren bei therapeutischen Strophanthin-Gaben verminderte Noradrenalin-Konzentrationen im Urin nachweisbar [Saxton 1972].

Der günstige Einfluss auf die Stresshormonspiegel im Blut und die Aktivierung des Vagus prädestinieren Strophanthin für die kausale Behandlung der Herzinsuffizienz. Die für Digitalis charakteristische herzkraftstärkende (positiv inotrope) Wirkung ist bei intravenöser Anwendung von Strophanthin zu beobachten, bei oraler Einnahme aber kaum vorhanden [Belz 1984].

Spezielle Wirkungen

Strophanthin/Ouabain ist nicht nur eine wertvolle Option für die Behandlung der Herzinsuffizienz. Die Erforschung der vielfältigen Wirkungen des Herzglykosids ist in vollem Gang. Neue Erkenntnisse zeigen, dass Strophanthin auch nieren- und nervenschützende Eigenschaften hat, dass es nicht zur Entstehung von Bluthochdruck beiträgt, dass es die Regeneration von Nervenzellen fördert, dass es ein Gegenmittel bei Digitalisvergiftung ist, und dass es antibiotische und tumorhemmende Effekte vermittelt. Auch entzündungs- und schmerzhemmende Eigenschaften [de Vasconcelos 2011] sowie immunmodulierende Wirkungen wurden beschrieben [Rodrigues-Mascarenhas 2009].

Nierenschutz

Mangelernährung ist in Bevölkerungen weltweit, nicht nur in Entwicklungsländern, ein ungelöstes Problem. Ganz besonders bedrohlich ist Mangelernährung in der Schwangerschaft. Das ungeborene Kind wächst unter Umständen mit einem erhöhten Risiko für spätere Organerkrankungen heran, vor allem für Herz- und Nierenerkrankungen. Bei chronischem Vitamin-, Kalorien- und Eiweißmangel in der Schwangerschaft sind Wachstumsstörungen beim Kind vorprogrammiert. So steigt etwa bei niedrigem Geburtsgewicht die Wahrscheinlichkeit dramatisch an, dass das Kind im Erwachsenenleben eine Niereninsuffizienz entwickelt.

Schwedische Forscher beobachteten im Tiermodell, dass Strophanthin/Ouabain vor Fehlentwicklungen der embryonalen Niere schützt, wenn Mangelernährung vorliegt. Schwangere Ratten bekamen eiweißarmes Futter und gleichzeitig Ouabain (Serumkonzentration: ein ng/ml). Im Gegensatz zur Kontrollgruppe waren bei den mit Ouabain behandelten Tieren keine schädlichen Wirkungen von Mangelernährung auf die Nierenentwicklung bemerkbar [Li 2010]. Die wichtige Rolle von Ouabain auf die Nierenentwicklung wurde in einer Studie mit Mäusen untersucht: Schwangere Mäuse mit sehr niedrigen Ouabain-Spiegeln im Blut brachten Nachwuchs mit deutlich reduziertem Geburtsgewicht zur Welt, mit Herzvergrößerung sowie Nieren- und Leberwachstumsstörungen.

Schwangere Frauen haben meist viel Ouabain im Blut. In der Plazenta (Mutterkuchen) sind die Konzentrationen am höchsten. Bei Frauen, die untergewichtige Kinder bekommen, sind die Ouabain-Spiegel im Vergleich zu Frauen, deren Kinder normales Geburtsgewicht haben, deutlich vermindert. Somit kann man Strophanthin/Ouabain als Schutz- und Wachstumsfaktor für die Nierenentwicklung des ungeborenen Kindes in der Schwangerschaft betrachten [Dvela-Levitt [1] 2014].

Ein weiterer Hinweis auf die Beziehung zwischen Ouabain und der Nierenfunktion ist die Beobachtung, dass erhöhte endogene Ouabain-Spiegel als Biomarker für einen noch unerkannten akuten Nierenschaden fungieren können. Das hatte man bei Patienten, die am Herzen operiert werden sollten, vor dem Eingriff beobachtet [Hamlyn 2015].

Bluthochdruck

Ob Strophanthin/Ouabain Bluthochdruck (Hypertonie) mitverursacht oder nicht, war lange Zeit ein umstrittenes Thema. Das letzte Wort steht noch aus: 16 Studien beobachteten eine Blutdrucksteigerung durch Ouabain, elf Studien keine und fünf Studien waren unentschieden.

Eine tierexperimentelle Studie untersuchte die Wirkung von 63 und 324 Mikrogramm Ouabain pro Kilogramm Körpergewicht über einen Zeitraum von drei Monaten bei Ratten. Die Forscher bemerkten keine Erhöhung des arteriellen Blutdrucks bei ihren Versuchstieren [Ghadhanfar 2014].

Dies ist keineswegs überraschend, wenn man auf die lange Praxiserfahrung mit Strophanthin bei Herzpatienten blickt. Blutdrucksteigernde Wirkungen gehören nicht zum Wirkprofil von Strophanthin. Die vielfach nachgewiesene sympathikusdämpfende und vagusstimulierende Wirkung von niedrig dosiertem, oralem Strophanthin schließt blutdruckerhöhende Effekte im Prinzip aus.

Regeneration

Außer bei Herzmuskelzellen kommt der Natriumpumpen-Rezeptor besonders häufig bei Nervenzellen vor. Sie sind demnach für Glykosideffekte prädestiniert. Es gibt Hinweise darauf, dass Strophanthin/Ouabain Schutzwirkungen für Nervenzellen (Neuroprotektion) vermittelt.

Die Wechselwirkungen zwischen diesen Nervenzellrezeptoren und Herzglykosiden sind Gegenstand intensiver Forschung und insbesondere für Hirngefäßerkrankungen (Schlaganfall), Hirnverletzungen, psychische Erkrankungen (Depression, bipolare Störung),

Stresszustände, Demenz und Epilepsie relevant. Ouabain könnte hier nervenschützend wirksam sein [de Lores 2014].

Im Tiermodell hatten israelische Forscher die Wirkung von Ouabain bei Mäusen mit Schädel-Hirn-Verletzung untersucht. Die dreimal wöchentliche Injektion geringster Ouabain-Dosierungen (ein µg/kg Körpergewicht) verbesserte die Erholung und das Leistungsvermögen der Versuchstiere deutlich. Man beobachtete eine doppelt so starke Nervenzellregeneration im Vergleich zu unbehandelten Tieren. Die Gewebeuntersuchung nach 43 Tagen ergab, dass die Mäusegehirne unter Ouabain viel kleinere Gewebeschäden hatten als unbehandelte Tiere [Dvela-Levitt [2] 2014].

Digitalis-Antidot

Dass Strophanthin ein wirksames Gegenmittel bei Digitalisvergiftung ist, ist mindestens seit 1902 in der praktischen Anwendung beobachtet worden [Fürstenwerth [3] 2014]. Eine aktuelle Studie wies im Labor und im Tierexperiment nach, dass toxische Nebenwirkungen von Digoxin tatsächlich durch Strophanthin neutralisiert werden – und zwar nur bei geringer Dosierung. Dies betrifft beispielsweise Herzrhythmusstörungen, die durch hohe Digoxingaben verursacht werden. Bei höherer Dosierung sieht man diese Schutzwirkung nicht [Nesher 2010].

Antibiotikaeffekte

Pflanzen, die starke Giftwirkungen als Schutzmechanismus gegen Fressfeinde entwickelt haben, sind prinzipiell gute Kandidaten für Inhaltsstoffe mit antibiotischer Wirkung gegen potenziell schädliche Mikroorganismen.

Herzglykoside sind bei Pflanzen zwar in erster Linie zur Abschreckung von gefräßigen Säugetieren gedacht, dennoch hat man auch nach antibiotischen Effekten von Strophanthus gesucht. Oftmals haben solche Effekte mit dem Einfluss von Strophanthin auf die Energieversorgung (ATP) von Erregerzellen zu tun.

- Eine Studie portugiesischer Hygieniker suchte nach Stoffen, die einen antibiotischen Abwehrmechanismus (Effluxpumpen) mehrfachresistenter Tuberkulosebakterien *(Mycobacterium tuberculosis)* hemmen. Antibiotikaresistenz von Tuberkuloseerregern ist heute ein wachsendes globales Problem. Ouabain und einige Pflanzenextrakte (Curcumin, Piperin) erwiesen sich als mögliche Wirkstoffe gegen Resistenzmechanismen von Tuberkulosebakterien [Amaral 2007].
- Eine Laborstudie aus den USA untersuchte Urinproben von Patienten mit Harnwegsinfektion. Man suchte nach Stoffen, die gegen die Keime *Klebsiella pneumoniae* und *Salmonella typhi* wirksam sind. Es zeigte sich, dass durch g-Strophanthin (Ouabain) die Anzahl lebensfähiger Klebsiellen verringert wird – Salmonellen blieben unempfindlich. [Oelschlaeger 1997]
- Forscher beschrieben eine neue Möglichkeit, einen Mechanismus (ABCG2-Transporter) für Antibiotika-Mehrfachresistenz zu blockieren. Resistente Zellen konnten im Labor durch eine Kombination von Curcumin mit Ouabain oder Gramicidin wirksam abgetötet werden [Rao 2014].
- In einer Laborstudie erwies sich Ouabain als Kandidatensubstanz zur Hemmung des opportunistischen Keims *Pneumocystis carinii,* der bislang als Erreger von Lungenentzündung bei Immunschwäche gilt [Basselin-Eiweida 2001].

Antitumoreffekte

Herzglykoside vermitteln über den Natriumpumpen-Rezeptor eine Aktivierung von Signalketten, die tumorhemmende Wirkung haben können [Newman 2008]. Solche Wirkungen fördern das Absterben von Tumorzellen (Apoptose) und hemmen das Wachstum von Tumorzellen (Antiproliferation). Eine Laborstudie prüfte solche Wirkungen bei Tumorzellen der Nebennierenrinde unter Anwendung von Ouabain oder des Immunsuppressivums Everolimus. Es zeigte sich, dass Ouabain die Überlebensfähigkeit von Tumorzellen verringern kann – kombiniert mit Everolimus mit potenzierter Wirkung.

Die Autoren weisen darauf hin, dass Ouabain oder Ouabain-ähnliche Stoffe vielversprechende Kandidaten zur Tumorhemmung sind [Pezzani 2014].

Chinesische Forscher suchten nach Substanzen, die gegen menschliche Leukämiezellen wirksam sind. Ein Screening unter 1040 zugelassenen Arzneistoffen ergab, dass Ouabain und Pyrithion-Zink geeignete Kandidaten sind.

Beide Substanzen erwiesen sich als antiproliferativ wirksam, das heißt sie vermittelten das Absterben kultivierter AML-Zellen (Akute Myeloische Leukämie). Im Tierversuch mit Mäusen beobachtete man, dass Ouabain das Wachstum von injizierten menschlichen AML-Zellen blockiert. Die abtötende Wirkung auf Tumorzellen war auch bei AML-Patienten im peripheren Blut beobachtet worden [Yu 2012].

Endogenes Strophanthin/Ouabain

Seit dem Jahr 1991 galt die Existenz von körpereigenem (endogenem) Ouabain als gesichert – vermutlicher Ort der Produktion: die Nebenniere [Hamlyn 1991; Schoner 2002]. Mittlerweile ist aber das endogene Ouabain erneut heiß diskutiertes Thema und die Existenzfrage unklar. Mit ultrahochempfindlichem Messgerät hatte man keine Spur von Ouabain mehr ausmachen können [Baecher 2014; Lewis 2014].

Dies bedeutet aber keineswegs, dass man am gesuchten Strophanthin-Hormon nicht mehr interessiert ist. Die Forschung geht weiter. Viele wissenschaftliche Disziplinen beziehen immer wieder Ouabain in ihre Fragestellungen mit ein. Ich persönlich glaube, dass man früher oder später den gesuchten Stoff finden wird. Er ist wahrscheinlich in ein körpereigenes Konzept integriert, das vor allem dem Schutz von Herz und Nervensystem dient – ein weiteres biologisches Hormonregulativ zur Absicherung des Überlebens.

Orales Strophanthin/Ouabain

An der Wirksamkeit von Strophanthin als intravenöse Injektion gab es von Anfang an keine Zweifel. Im Gegenteil, Strophanthin wurde vielfach als das »bessere« Herzglykosid im Vergleich zu Digitalis bei Patienten mit Herzinsuffizienz eingestuft. Es wirkte deutlich schneller und brachte den Betroffenen rasche Linderung ihrer Beschwerden.

Anders sah die Sache bei Strophanthin zur oralen Einnahme aus. Aus Extrakten hergestellte Tinkturen waren die ersten Strophanthin-Zubereitungen. Hier hatte man – für die Frühphase der Therapie mit Herzglykosiden typisch – mit Unsicherheiten zu kämpfen: wirksame Dosierung, Über- und Unterdosierung, Therapieversager und Toxizität. Später wurde die orale Bioverfügbarkeit von Strophanthin komplett infrage gestellt. Oralen Präparaten sprach man jede Wirksamkeit ab – mit dem Hinweis auf deren mangelhafte Bioverfügbarkeit. Ein Irrtum.

Bioverfügbarkeit und wirksame Konzentration im Blut

»g-Strophanthin und k-Strophanthin werden nach oraler Applikation mit einem Prozentsatz von unter fünf Prozent so gering resorbiert, dass die orale Verabreichung dieser Digitaloide abzulehnen ist« [Krebs 1980]. Dieses »Todesurteil« für Strophanthin ist in einer pharmakologischen Monographie 1980 zu lesen und beruht auf dem Irrtum, dass für die Wirksamkeit (bzw. Bioverfügbarkeit) eines Medikaments allein die über die Darmschleimhaut aufgenommene Menge (Anteil in Prozent) einer Substanz maßgeblich ist (= Resorption).

Viel wichtiger als die Resorption ist die Beantwortung der Frage, ob mit einer bestimmten Zubereitungsform eines Medikaments Serumkonzentrationen erreicht werden, die für eine therapeutische Wirkung ausreichen und länger aufrechterhalten bleiben. Dazu muss die Bioverfügbarkeit des Medikaments nicht zwingend hoch sein!

Info Bioverfügbarkeit

Die Bioverfügbarkeit ist eine pharmakologische Messgröße, die den Anteil eines Wirkstoffes angibt, der unverändert im Blutkreislauf verfügbar ist. Sie gibt an, wie schnell und in welchem Umfang ein Medikament aufgenommen (resorbiert) wird. Die Bioverfügbarkeit von intravenös verabreichten Arzneistoffen beträgt 100 Prozent.

- Die absolute Bioverfügbarkeit kennzeichnet die Bioverfügbarkeit von auf unterschiedlichem Weg (z. B. peroral) zugeführten Stoffen im Vergleich zur intravenösen Gabe.
- Die relative Bioverfügbarkeit vergleicht eine Darreichungsform mit einer anderen Darreichungsform (z. B. eine Tablette mit einer Lösung).

Angaben in einer Bioinformatik-Datenbank, die Bioverfügbarkeitsdaten für alle Medikamente weltweit enthält (www.pharmainformatic.com), zeigen, dass Medikamente zur oralen Einnahme im Durchschnitt zu 54 Prozent bioverfügbar sind. Zwölf Prozent aller Medikamente haben eine Bioverfügbarkeit von zehn Prozent oder weniger. In diese Kategorie gehören orale Strophanthin-Präparate, aber auch moderne Gerinnungshemmer, Calciumantagonisten (Nisoldipin), ACE-Hemmer und zahlreiche Generika. Der klassische ACE-Hemmer Ramipril bringt es beispielsweise nur auf bescheidene 15 Prozent Bioverfügbarkeit.

Damit ein Medikament sicher wirksam ist, muss die Konzentration des Wirkstoffs im Blutserum im Bereich unterhalb einer »maximal tolerierbaren Dosis« und oberhalb eines »Unwirksamkeitseffekts« liegen. Ist die Bioverfügbarkeit hoch, braucht der Arzneimittelhersteller weniger Wirkstoff im Präparat – dann steigt der Gewinn pro Pille.

Eine Studie mit radioaktiv markiertem g-Strophanthin bei Menschen und Tieren (Hunde) ergab, dass für eine therapeutische Wirkung, z. B. bei Herzinsuffizienz, eine Plasmakonzentration von etwa 0,5 ng/ml erreicht werden sollte. Diese Erhaltungskonzentration (Steady-state-Konzentration) wurde nach täglichen Strophanthin-Injektio-

Bioverfügbarkeit von Strophanthin-Präparaten

- 8 Milligramm Purostrophan (magensaftresistente Tablette) 2,4 %
- 6 Milligramm Strophoral (oral/Tablette) 2,2 %
- 6 Milligramm Strophoral (perlingual) 1,0 %
- 6 Milligramm Strodival (perlingual) 1,8 %

zum Vergleich

- Nisoldipin (Calciumantagonist) 5 %
- Ramipril (ACE-Hemmer) 15 %
- Propranolol (Betablocker) 30 %

[Greeff 1977; *www.pharmainfirmation.com*]

Wirksame Plasmakonzentration von Strophanthin

So viel Strophanthin sollte im Blut sein: Mit durchschnittlich 0,5 ng/ml Strophanthin/Ouabain wird eine therapeutisch wirksame Konzentration (steady-state) erreicht [Selden 1972].

Konzentrationen von 0,1 bis 0,9 ng/ml sind auch mit oralen/perlingualen Strophanthin-Präparaten erreichbar [Greeff 1974; Erdle 1979].

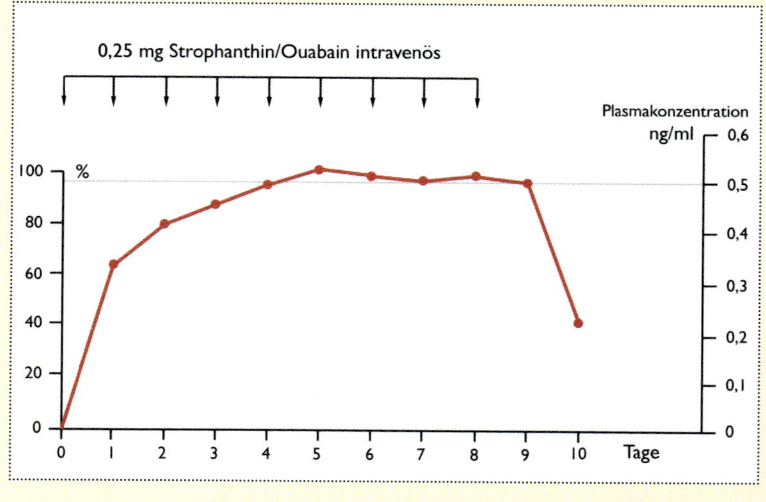

nen (0,25 mg/d) ermittelt [Selden 1972]. Davon ausgehend stellt sich die Frage, wie hoch die wirksame Dosierung von Strophanthin bei unterschiedlichen Arzneizubereitungen zur Einnahme sein muss (Tabletten, Lösung u.a.): bei Aufnahme über den Darm (peroral) oder die Zunge (perlingual).

- Bei Strophoral (Tabletten/Tropfen) betrug die wirksame tägliche Dosis oft 20 bis 30 mg Strophanthin [Halhuber 1954].
- Bei magensaftresistenten Dragees von Purostrophan reichten zwei bis sechs mg Strophanthin täglich aus [Wiesend 1956].
- Bei Strophoperm als ölige Lösung wurde mit 0,1 bis ein mg Strophanthin pro Tag eine Serumkonzentration erreicht, die der Wirksamkeit täglicher Injektionen entspricht [Altmann 1952].
- Bei Anwendung verschiedener oraler und perlingualer Strophanthin-Präparate wurden Serumkonzentrationen von 0,1 bis 0,9 gemessen [Greeff 1974; Erdle 1979].

Es gibt demnach keinen Anlass, daran zu zweifeln, dass ein neues, nach modernen Produktions- und Zulassungsvorgaben hergestelltes orales Strophanthin-Präparat nicht wirksam zur Herztherapie eingesetzt werden kann. Mit gering bioverfügbarem oralem Strophanthin sind bei relativ niedriger täglicher Dosierung therapeutisch wirksame Serumkonzentrationen möglich [Fürstenwerth [4] 2014]. Es spricht nichts dagegen, ein solches Strophanthin-Präparat zu entwickeln und anzuwenden. Das beste Argument dafür sind die jahrzehntelangen positiven Erfahrungen mit Strophanthin in der ärztlichen Praxis.

Anwendungspraxis

Im Jahr 2014 stellte der Ouabain-Forscher M. P. Blaustein in einer Fachzeitschrift die Frage: »Warum ist endogenes Ouabain nicht breiter akzeptiert?« [Blaustein 2014]. Der deutsche Strophanthin-Experte Hauke Fürstenwerth konterte umgehend mit der Gegenfrage »Warum ist die klinische Erfahrung mit Ouabain nicht breiter akzeptiert?« [Fürstenwerth [4] 2014]. Warum eigentlich nicht? Wo liegt das Problem?

Es sieht so aus, als neige die wissenschaftliche Medizin grundsätzlich dazu, Erfahrungen mit der Anwendung von Arzneistoffen in den »Niederungen« der praktischen Medizin zu ignorieren. Dies wurde sogar auf einem Symposium der Deutschen Forschungsgemeinschaft (DFG) und der Deutschen Gesellschaft für Allgemeinmedizin 2015 bemängelt [Rieser 2015]. Hat man nicht die härtest mögliche Evidenz aus randomisierten Doppelblindstudien zur Verfügung, ist das Urteil schnell gefällt: … zu vernachlässigen! Im Fall von Strophanthin überwiegen Anwendungsbeobachtungen mit Tausenden Patienten aus mehreren Jahrzehnten. Da muss doch die Frage erlaubt sein, ob man die überwiegend positiven Erfahrungen in der ärztlichen Praxis »einfach so« ignorieren kann?

Wenn der Grundsatz »Wer heilt, hat recht« (Hippokrates) noch eine gewisse Gültigkeit in der Medizin behalten soll, wird der praktische Nutzen für Herzpatienten für die Neubewertung von Strophanthin ein gewisses Gewicht haben müssen. Gelingt es zudem, evidenzbasierte Studien mit einem neuen oralen Strophanthin-Präparat erfolgreich abzuschließen, wird dem Comeback von Strophanthin zur Behandlung der Herzinsuffizienz nichts im Weg stehen.

Angaben zu den Erfahrungen mit Strophanthin in der Anwendungspraxis sowie subjektive Beurteilungen von behandelten Patienten finden sich in zwei einschlägigen Monographien [Petry 2013; Kaegelmann 2013]. Nachfolgend werden exemplarische Studien mit oralem/perlingualem Strophanthin vorgestellt.

Klinische Studien

▸ 53 Patienten mit starker Angina pectoris und Verengung von Herzkranzgefäßen wurden unter Sauerstoffmangelbedingungen (Hypoxie) mit sechs mg Strophoral, mit Digitalisglykosiden (intravenös, oral) oder Placebo behandelt. Bei dem Großteil der Patienten verbesserten sich EKG-Parameter, Blutdruck- und Herzfrequenzwerte sowie das subjektive Befinden durch Strophanthin statistisch signifikant im Vergleich zu Digitalis [Kubicek 1973].

▸ 30 Patienten mit Angina pectoris und pathologischem EKG-Befund wurden 14 Tage mit Strodival mr (dreimal täglich sechs mg) oder Placebo behandelt. Prüfparameter waren ein Belastungs-EKG, die Häufigkeit von Angina-pectoris-Anfällen sowie das subjektive Befinden. Im Vergleich zu Placebo verbesserten sich unter Strodival die Belastbarkeit (EKG), die Anfallshäufigkeit und das Befinden der Patienten hochsignifikant [Salz 1985].

Anwendungsbeobachtungen

Der Strophanthin-Pionier Berthold Kern berichtete über Erfahrungen der Anwendung von oralem Strophanthin (Strophoral), das er selbst mitentwickelt hatte, bei etwa 15 000 Patienten, die überwiegend an Herzinsuffizienz und koronarer Herzkrankheit litten [Kern 1951; Kern 1969]. Darüber hinaus gibt es noch zahlreiche kleinere Anwendungsbeobachtungen.

▸ 30 Herzpatienten (Alter: 50 bis 80 Jahre) wurden bis zu 80 Tage mit maximal drei Tropfen Strophoperm (= 0,75 mg Strophanthin) behandelt. Bei 26 Patienten besserte sich das Beschwerdebild dahingehend, dass der Autor der Studie von einer wirksamen perlingualen Resorption überzeugt war: »Das Strophoperm ist also einwandfrei steuerbar.« EKG-Befunde bestätigten diese Annahme. Die Resorption von Strophoperm unter der Zunge wurde von den Patienten gut toleriert [Altmann 1952].

▸ 40 Patienten mit koronarer Herzkrankheit (Alter: 41 bis 75 Jahre) wurden vier Wochen bis maximal sechs Monate mit dreimal täglich drei bis fünf Tropfen Strophinos perlingual behandelt. 33 Patienten wurden komplett beschwerdefrei. 31 Patienten mit Bluthochdruck erreichten normale Druckwerte. Die Herzfrequenz wurde nicht negativ beeinflusst. Die Behandlung war gut verträglich. Spätestens nach sechs bis acht Tagen berichteten die meisten Patienten, dass sie sich »besser« und »freier« fühlten [Kracke 1954].

▸ Von 80 Patienten, die 14 Tage mit Strophoral behandelt wurden, wurden 30 Patienten (Alter: im Durchschnitt 60 Jahre) mit koronarer Herzkrankheit und Herzinsuffizienz (davon zehn mit Bluthochdruck) in der Auswertung einer Anwendungsbeobachtung berücksichtigt. Ein Drittel der Patienten war bereits nach drei Tagen wieder voll leistungsfähig, vor allem bei Linksherzinsuffizienz. Bei 22 Patienten war der Erfolg der Therapie gut bis sehr gut, bei acht Patienten nicht vorhanden. Einige Patienten profitierten zusätzlich von einer Blutdrucksenkung. Die Hälfte der Patienten berichtete über leichte Nebenwirkungen [Halhuber 1954].

▸ 217 Patienten (Alter: 50 bis 80 Jahre), davon 140 mit Herzinsuffizienz (»Altersherz«), wurden drei bis vier Wochen mit Purostrophan liquidum forte (Tropfen) bzw. mit Purostrophan Dragees (à zwei mg) behandelt. Unter dreimal 20 Tropfen bzw. Dragees täglich gingen die Beschwerden der Herzinsuffizienz meist innerhalb von acht bis zehn Tagen zurück und die Patienten fühlten sich wieder subjektiv leistungsfähig. Wurden die Präparate abgesetzt, kam es innerhalb von zwei Wochen erneut zu Beschwerden. Viele Patienten mit Linksherzinsuffizienz spürten schon nach wenigen Stunden die erleichternde Wirkung von Strophanthin. Patienten mit Rechtsherzinsuffizienz erreichten nach etwa zwölf Tagen eine wesentliche Besserung. Als Erhaltungstherapie wurde eine Dosis von dreimal zehn Tropfen empfohlen [Wiesend 1956].

▸ Bei 158 Patienten (Alter: 40 bis 80 Jahre) mit koronarer Herzkrankheit (Angina pectoris, Herzinfarkt) wurde die Wirksamkeit und Verträglichkeit von perlingualem Strophanthin (Strodival-Zerbeißkapsel) bei akuten Angina-pectoris-Anfällen untersucht. Bei 64 Prozent der insgesamt 264 aufgetretenen Anfälle gelang die Beseitigung der Beschwerden innerhalb von fünf bis zehn Minuten nach Zerbeißen der Kapsel. Bei den übrigen Patienten blieb Strodival unwirksam. Der Autor gibt eine »echte Versagerquote« von g-Strophanthin bei Angi-

Strodival®
perlingual
Die richtige perlinguale Applikation von g-Strophanthin gewährleistet eine vollwirksame, zuverlässig steuerbare und praktisch nebenwirkungsfreie Therapie Ihrer Linksherz-Patienten.
Besonders beim akuten stenokardischen Anfall sollte STRODIVAL® perlingual wegen seiner Sofortwirkung Anwendung finden.
Strodival® mr
magensaftresistent
Für Ihre schleimhautempfindlichen Patienten steht jetzt STRODIVAL® in Form der neuen magensaftresistenten Schluckkapsel zur Dauertherapie von Linksmyocardschäden zur Verfügung. Durch die enterale Resorption tritt die volle Herzwirkung hierbei erst ca. 30 bis 40 Minuten nach der Anwendung ein. Für den akuten Anfall ist STRODIVAL® mr daher nicht geeignet.
NEUE DARREICHUNGS-FORM
1–2 Kapseln. Strodival® mr sollte möglichst auf leeren Magen unzerbissen geschluckt werden. Morgens nüchtern und tagsüber ½ bis 1 Stunde vor den Mahlzeiten. Handelsformen und Preise: Strodival® perlingual: OP mit 30 Kapseln DM 6,05 inkl. MwSt.; OP mit 100 Kapseln DM 16,10 inkl. MwSt.; OP mit 500 Kapseln DM 54,50 inkl. MwSt. Strodival® mr: OP mit 30 Kapseln DM 6,45 inkl. MwSt.; OP mit 100 Kapseln DM 17,20 inkl. MwSt.; OP mit 500 Kapseln DM 58,25 inkl. MwSt. Verschreibungspflichtig.
A. HERBERT KG
Wiesbaden

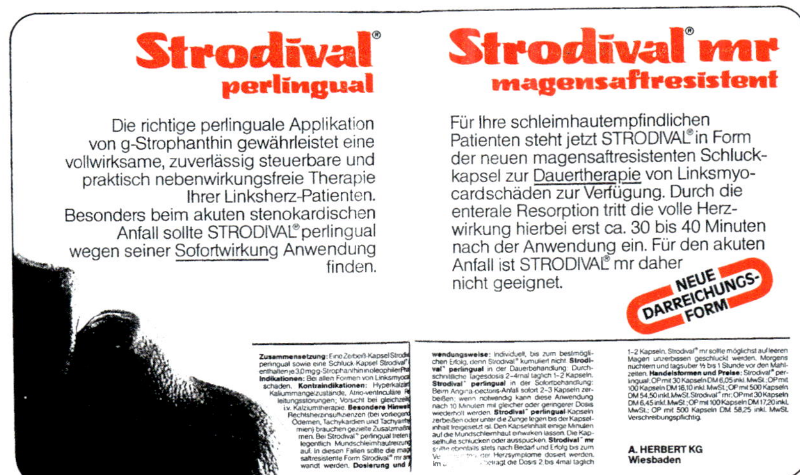

Anzeige für das orale/perlinguale Strophanthin-Präparat Strodival, ca. 1986 – über positive Erfahrungen mit Strodival-mr-Kapseln berichteten Herzinsuffizienz-Patienten noch 2012/13 (www.was-hilft-mir.com).

na pectoris ohne Infarkt von 15 Prozent an. Nur wenige Patienten störte der bittere Geschmack. Nebenwirkungen fehlten [Dohrmann 1977].

▶ Eine Anwendungsbeobachtung befasste sich mit der perlingualen g-Strophanthin-Therapie (zwölf mg) bei Angina-pectoris-Anfällen von Untertagebergleuten. Im Zeitraum 1975 bis 1980 wurden 280 Anfälle registriert. Unter der neu eingeführten Akuttherapie mit Strophanthin war kein Todesfall mehr zu beobachten. Zudem verringerte sich die Anzahl von Bergleuten, die Herz-Kreislauf-Beschwerden erlebten [Grabka 1981].

▶ 148 Patienten mit koronarer Herzkrankheit und Angina-pectoris-Anfällen wurden mit Strodival-mr-Kapseln (dreimal drei mg) plus Zerbeißkapsel bei Akutbedarf behandelt. 115 Patienten nahmen zusätzlich Medikamente ein (Blutdrucksenker u.a.). Nach zwei Wochen Strodival-Therapie waren die Herzbeschwerden bei 146 Patienten vollständig gebessert [Dohrmann 1984].

► 25 Patienten mit mittelschwerer bis schwerer koronarer Herzkrankheit (Alter: 42 bis 84 Jahre) nahmen an einer Studie teil, die den Einfluss von zwölf mg g-Strophanthin perlingual (zwei Zerbeißkapseln Strodival) und 0,8 mg Glyceroltritnitrat (eine Kapsel Nitrolingual) auf echokardiografische Parameter an zwei nicht aufeinanderfolgenden Tagen verglich. 15 Patienten standen unter einer Dauertherapie mit Digitalis. 17 (g-Strophanthin) bzw. 15 Patienten (Nitrat) zeigten vergleichbar verbesserte Echokardiografie-Befunde [Dohrmann 1986].

Ein Forscher der Abteilung Naturheilkunde an der Charité in Berlin betont die positiven Perspektiven, die eine Neuauflage von Herzglykosiden und insbesondere von Strophanthin für die Herztherapie bietet: »Aus den historischen Studienergebnissen gibt es deutliche Hinweise, dass die Behandlung der Herzinsuffizienz mit Strophanthin einen deutlichen Nutzen erzielt. Möglicherweise verschwand dieses Herzmedikament durch den Einsatz von Digitalis ungerechtfertigterweise aus der klinischen Praxis. Die Durchführung von klinischen Studien nach heutigen Kriterien der evidenzbasierten Medizin scheint wünschenswert.« [Shah 2011]

Ich hoffe, dass dieser Wunsch in Erfüllung geht – die Anschubfinanzierung des *Cornavita*-Projekts möge gelingen! Mit Blick auf die anhaltend hohe Sterblichkeit von Herzinsuffizienz-Patienten, die leitliniengerecht behandelt werden, und die neu erwachte Besorgnis der klinischen Kardiologie erscheinen Herzglykoside heute interessanter denn je.

Herzglykoside, insbesondere Strophanthin, sind eine preiswerte und wirksame Option für unzählige Patienten mit Herzinsuffizienz, deren Lebensqualität und Lebenserwartung schwer beeinträchtigt sind – Herzpatienten brauchen das Comeback von Strophanthin.

Anhang

Glossar

ABCG2-Transporter *ATP-binding cassette sub-family G member 2 transporter,* ABC-Proteine transportieren Moleküle extra-/intrazellulär über Zellmembranen hinweg.

ACE-Hemmer Arzneistoffe, die zur Behandlung von Bluthochdruck und chronischer Herzinsuffizienz eingesetzt werden.

Adrenalin Epinephrin, ein im Nebennierenmark gebildetes und ins Blut ausgeschüttetes Stresshormon.

aerob von Sauerstoffzufuhr abhängig.

Aktionspotenzial elektrische Erregung, eine vorübergehende charakteristische Abweichung des Membranpotenzials (elektrische Spannung über eine elektrochemische Doppelschicht, die aus einer Membran und Raumladungen in angrenzenden Elektrolyten besteht) einer Zelle von ihrem Ruhepotenzial.

anaerob nicht von Sauerstoffzufuhr abhängig.

Anamnese ärztliche Befragung eines Patienten zu seiner Krankengeschichte.

Angina pectoris Stenokardie, Brustenge, Herzschmerz, ein anfallsartiger Schmerz in der Brust, der durch eine Durchblutungsstörung des Herzens entsteht.

Antiarhythmika Medikamente, die zur Behandlung von Herzrhythmusstörungen eingesetzt werden.

Antidot Gegenmittel, Gegengift.

Antihypertensiva Medikamente, die zur Behandlung von Bluthochdruck eingesetzt werden.

antiproliferativ wachstumshemmend.

Aortenaneurysma Aussackung (Aneurysma) der Hauptschlagader (Aorta).

Aphrodisiakum Mittel zur Belebung oder Steigerung des sexuellen Verlangens.

Arrhythmie Herzrhythmusstörung.

AT1-Rezeptorantagonisten Medikamente, die zur Behandlung von Bluthochdruck oder Herzinsuffizienz eingesetzt werden.

Atropin Alkaloid in Nachtschattengewächsen und Hemmstoff des Parasympathikus.

Auskultation Abhören des Körpers (mit dem Stethoskop).

AV-Block Atrioventrikulärer Block, eine häufige Herzrhythmusstörung durch verzögerte Erregungsleitung zwischen den Vorhöfen und den Herzkammern.

Azidose Ansammlung von sauren Stoffwechselprodukten im Blut oder in Geweben (»Ansäuerung«).

Betablocker Medikamente, die zur Behandlung von Bluthochdruck oder koronarer Herzkrankheit eingesetzt werden. Sie wirken Sympathikus-dämpfend.

Biomarker Messbare Parameter biologischer Prozesse, die prognostische oder diagnostische Aussagekraft haben und als Indikatoren für das Vorliegen oder den Verlauf von Erkrankungen dienen.

Bufadienolide Steroide mit Glykosidwirkung (Natriumpumpen-Hemmung), die in Pflanzen und Tieren vorkommen.

Bypass Mit einer Bypassoperation am Herzen werden stark verengte oder komplett verschlossene Herzkranzgefäße überbrückt, um die Blutversorgung des Herzmuskels wiederherzustellen.

Carrier Membrantransporter.

Cholesterin ein in allen tierischen Zellen vorkommender wasserunlöslicher Naturstoff, lebenswichtiges Sterol (Membranlipid-Trennschichten), Bestandteil der Plasmamembran. Es erhöht die Stabilität der Membran und trägt gemeinsam mit Proteinen dazu bei, Signalstoffe in die Zellmembran einzuschleusen und wieder hinauszubefördern.

Cortisol endogenes Hydrocortison, ein Stresshormon.

Cortison synthetisches Steroidhormon.

Curcumin Inhaltsstoff der Gelbwurzel (Curcuma longa).

dekompensiert nicht mehr ausgleichsfähig, bei Herzinsuffizienz: wenn Wasseransammlungen (Ödeme) oder Luftnot (Dyspnoe) bereits in Ruhe auftreten.

Desoxyzucker Einfachzucker, bei denen eine oder auch mehrere Hydroxy(OH-)gruppen durch Wasserstoffatome (H) ersetzt wurden.

diastolisch Die Diastole der Herzkammern ist die Entspannungs- und Füllungsphase, Herzschlagpause.

diuretisch harntreibend, entwässernd.

Echokardiografie Untersuchung des Herzens mittels Ultraschall (Sonografie).

Effluxpumpen Membran-ATPasen, auch Abwehrmechanismen von Bakterien, z. B. gegen Antibiotika.

Evaluation sach- und fachgerechte Bewertung.

Fresko Frischmalerei, eine Form der Wandmalerei, bei der die zuvor in Wasser eingesumpften Pigmente auf den frischen Kalkputz aufgetragen werden.

Gefäßendothel innerste Wandschicht von Lymph- und Blutgefäßen.

Genotoxizität Wirkungen von chemischen Stoffen, die Änderungen im genetischen Material (DNS) von Zellen auslösen.

Glykogen tierische Stärke, Vielfachzucker zur kurz- bis mittelfristigen Speicherung und Bereitstellung des Energieträgers Glukose im menschlichen und tierischen Organismus.

Gonorrhoe Tripper, eine der häufigsten sexuell übertragbaren Erkrankungen, bakterielle Infektion durch Gonokokken.

Gramicidin Peptid-Antibiotikum, das vom Bakterium Bacillus brevis stammt.

Granne borsten- oder fadenförmiger, meist starrer Fortsatz eines Pflanzenorgans.

Hydrolyse Spaltung einer (bio)chemischen Verbindung durch Reaktion mit Wasser.

Hydroxygruppe OH, funktionelle Gruppe der Alkohole und Phenole, kommt auch bei Kohlenhydraten oder Hydroxycarbonsäuren als Strukturelement vor.

Hyperkalzämie erhöhter Calcium-Spiegel im Blut.

Hypertrophie Größenzunahme eines Organs oder eines Gewebes durch Vergrößerung der einzelnen Zellen.

Hypokaliämie verminderter Kalium-Spiegel im Blut.

Hypomagnesiämie verminderter Magnesium-Spiegel im Blut.

Immunoassay antikörperbasiertes Nachweisverfahren, z. B. für Hormone (z. B. ELISA).

Immunsuppressiva Medikamente, die Funktionen des Immunsystems vermindern.

indigen eingeboren, indigene Bevölkerung (Ureinwohner).

Inspektion äußerliche Untersuchung durch genaues Betrachten.

Insuffizienz Unzulänglichkeit, Unfähigkeit oder Schwäche.

Insulin Inselhormon, lebenswichtiges Hormon, das in den Beta-Zellen der Bauchspeicheldrüse gebildet wird und den Blutzuckerspiegel senkt.

Ischämie Minderdurchblutung oder vollständiger Durchblutungsausfall eines Gewebes oder Organs.

kardial das Herz betreffend.

Kardiologie Lehre vom Herzen.

Kardiomyopathie Gruppe von Krankheiten des Herzmuskels mit mechanischen und/oder elektrischen Funktionsstörungen, oft kommt es zur Hypertrophie (Verdickung) oder Dilatation (Erweiterung) von Herzkammern.

Katalyse Änderung der Kinetik einer chemischen Reaktion mittels eines Katalysators. Enzyme, die biochemische Prozesse katalysieren, spielen eine fundamentale Rolle im Stoffwechsel (Verdauung, Reproduktion, Transkription der Erbinformation).

Katecholamine natürlich vorkommende Stoffe, die als Hormone und Neurotransmitter im Zentralnervensystem und vegetativen Nervensystem fungieren (z. B. Dopamin, Noradrenalin, Adrenalin).

Kernspin Gesamtdrehimpuls eines Atomkerns um seinen Schwerpunkt, der für chemische Analysen (Kernspinresonanzspektroskopie) und medizinische Untersuchungen (Kernspintomographie) genutzt werden kann.

Kompensation Ausgleich der verminderten Leistung eines Organs durch gesteigerte Tätigkeit.

Kontraindikation Gegenanzeige, Anwendungsverbot.

Kontraktion Zusammenziehung, z. B. Muskelverkürzung.

Koronare Herzkrankheit KHK, auch ischämische Herzkrankheit, Erkrankung der Herzkranzgefäße (Koronararterien).

Koronarinsuffizienz Koronare Herzkrankheit.

Koronarsklerose Koronare Herzkrankheit.

Kumulation Anhäufung, Ansammlung.

Lactate Salze und Ester der Milchsäure.

Lactone Bestandteile fetthaltiger Lebensmittel, chemische Verbindungen, die innerhalb des Moleküls eine Esterbindung, d. h. eine Sauerstoffbrücke direkt am selben Kohlenstoffatom einer Carbonyl(CO)gruppe enthalten.

Lentizelle Bereiche der Borke von Holzpflanzen, kleine, rundliche oder längliche Ausstülpungen (»Korkwarzen«) an Stämmen und Zweigen von Sträuchern oder Bäumen.

L-Rhamnosid natürlicher Desoxyzucker.

Lungenembolie Verstopfung eines Blutgefäßes in der Lunge (meist durch ein Blutgerinnsel).

Metabolismus Stoffwechsel.

Mitochondrium von einer Doppelmembran umschlossenes Zellorganell mit eigener Erbsubstanz. »Kraftwerk« der Zelle, wo das energiereiche Molekül Adenosintriphosphat (ATP) gebildet wird.

negativ chronotrop Verlangsamung der Herzfrequenz durch Parasympathikus-Wirkung. Überträgerstoff ist das Acetylcholin. Die Öffnung von Kaliumkanälen bewirkt die Verlangsamung der diastolischen Depolarisation und die Abnahme der Herzfrequenz.

Nitrate Salze und Ester der Salpetersäure (HNO_3) werden zur Herstellung des Medikaments Isosorbidmononitrat zur Gefäßerweiterung bei Agina pectoris benutzt.

Noradrenalin Neurotransmitter und Stresshormon, das im Nebennierenmark gebildet wird.

Ödem Schwellung des Gewebes durch Einlagerung von Flüssigkeit aus dem Gefäßsystem.

oral zugehörig zum Mund.

Parasympathikus Komponente des vegetativen Nervensystems, die an der unwillkürlichen Steuerung der meisten inneren Organe und des Blutkreislaufs, des Stoffwechsels, der Erholung und dem Aufbau körpereigener Reserven (»Ruhenerv«) beteiligt ist.

Perkussion Abklopfen der Körperoberfläche.

perlingual Aufnahme über die Zunge (meist unter der Zunge).

peroral Aufnahme über den Mund.

Pharmakokinetik Gesamtheit aller Prozesse, denen ein Arzneistoff im Körper unterliegt.

Pharmakologie Wissenschaft von der Wechselwirkung zwischen Stoffen und Lebewesen.

pH-Wert Maß für den sauren oder basischen Charakter einer wässrigen Lösung.

Physiologie »Naturkunde«, Teilgebiet der Biologie. Lehre von den physikalischen und biochemischen Vorgängen in Zellen, Geweben und Organen aller Lebewesen.

Physostigmin Indolalkaloid aus dem Samen der Calabarbohne (Physostigma venenosum), Gegenmittel bei Vergiftungen mit parasympatholytisch wirkenden Substanzen.

Piperin Hauptalkaloid des schwarzen Pfeffers *(Piper nigrum)* und Träger des scharfen Pfeffergeschmacks.

Placebo wirkstofffreies Scheinmedikament.

Pneumonie Lungenentzündung, akut oder chronisch.

positiv inotrop die Kontraktionskraft des Herzens steigernd.

Präklinik Pharmakologische Forschung einer Phase, in der Studien (noch) nicht am Menschen, sondern im Zell- oder Tiermodell durchgeführt werden.

Präkonditionierung Mechanismus, bei dem kurze Reize (z. B. Sauerstoffmangel) körpereigene Prozesse anstoßen, die vor den Auswirkungen eines späteren Schadens ähnlicher Art schützen.

Proband eine Person, die sich einer Prüfung unterzieht, (freiwillige) Versuchsperson.

Prognose Vorhersage, Voraussage, eine Aussage über Ereignisse, Zustände oder Entwicklung in der Zukunft.

Proton stabiles, elektrisch positiv geladenes Elementarteilchen.

Resorption Stoffaufnahme in biologischen Systemen.

Rezeptor Protein oder Proteinkomplex, der Signalmoleküle binden kann, die dann Signalketten im Zellinneren auslösen.

Rote Liste Arzneimittelverzeichnis für Deutschland.

Ruhemembranpotenzial Membranpotenzial von erregbaren Zellen in Ruhe, z. B. nicht erregte Nerven- oder Muskelzellen.

Sinusrhythmus normaler, regelmäßiger Herzschlag des Menschen.

Spiroergometrie Diagnostisches Verfahren, bei dem durch Messung von Atemgasen während körperlicher Belastung die Reaktion von Herz, Kreislauf, Atmung und Stoffwechsel sowie die Herz-Kreislauf-Leistung qualitativ und quantitativ untersucht werden.

Spirometrie Medizinisches Verfahren zur Messung und Aufzeichnung des Lungen- bzw. Atemvolumens und der Luftflussgeschwindigkeiten und zur Beurteilung der Lungenfunktion.

Statin Arzneistoff, der zu den HMG-CoA-Reduktase-Inhibitoren zählt, Hemmstoff der menschlichen Cholesterinsynthese ist und bei Fettstoffwechselstörungen als Cholesterinsenker eingesetzt wird.

Stenose Verengung von Blutgefäßen oder anderen Hohlorganen.

Stent Medizinisches Implantat, das in Hohlorgane (z. B. Blutgefäße) eingesetzt wird, um sie offen zu halten, meist ein kleines Gittergerüst in Röhrchenform aus Metall oder Kunstfasern.

Steroide Stoffklasse der Lipide (wasserunlöslich), Derivate des Kohlenwasserstoffs Steran, kommen natürlich bei Tieren, Pflanzen und Pilzen vor.

Stressecho Belastungsechokardiografie.

subkutan unter der Haut.

sublingual unter der Zunge.

Sympathikus Komponente des vegetativen Nervensystems, das den Körper in hohe Leistungsbereitschaft versetzt, ihn auf Angriff oder Flucht oder andere außergewöhnliche Anstrengungen vorbereitet (Stressreaktion).

Syphilis Harter Schanker, sexuell übertragbare Erkrankungen durch Infektion durch das Bakterium Treponema pallidum.

systolisch Die Systole ist die Anspannungs- und Austreibungsphase der Herzkammern.

Tachyarrhythmie Herzrasen, anhaltend beschleunigter Puls über 100 Schläge pro Minute bei erwachsenen Menschen plus Herzrhythmusstörungen.

terminal Erkrankung im Endstadium.

Thrombose Gefäßerkrankung, bei der sich ein Blutgerinnsel (Thrombus) in einem Blutgefäß bildet.

Tonus Spannungs- oder Aktivitätszustand, z. B. Grundspannung (Ruhetonus).

Toxikologie Giftkunde, Lehre von den Giftstoffen, Vergiftungen und deren Behandlung.

toxisch giftig.

Tuberkulose Tbc, weltweit verbreitete bakterielle Infektionskrankheit durch verschiedene Arten von Mykobakterien, beim Menschen sind am häufigsten die Lungen befallen.

Vagus Nervus vagus, X. Hirnnerv, größter Nerv des Parasympathikus, der an der Regulation der Tätigkeit fast aller inneren Organe beteiligt ist.

Vorhofflimmern vorübergehende (anfallsweise, intermittierende) oder dauerhafte (permanente) Herzrhythmusstörung mit ungeordneter Tätigkeit der Herzvorhöfe.

Vorhofflattern Vorübergehende (anfallsweise) oder andauernde (permanente) Herzrhythmusstörung, bei der die Vorhöfe des Herzens in Ruhe unregelmäßig 240 bis 340 Mal pro Minute, die Kammern aber meist langsamer schlagen.

Wassersucht abnorme Ansammlung von Körperflüssigkeit. Ursache ist meist eine Herzinsuffizienz.

Abkürzungen

ACE *Angiotensin Converting Enzyme*, Teil eines Blutdruck regulierenden Systems. ACE-Hemmer sind Arzneistoffe, die zur Behandlung von Bluthochdruck und chronischer Herzinsuffizienz eingesetzt werden.

ADP Adenosindiphosphat ist ein Nucleotid, ein Molekül mit einem Phosphat-, Zucker- und Basenbestandteil. Es entsteht durch Hydrolyse (Spaltung durch Reaktion mit Wasser) aus ATP.

AML Akute myeloische Leukämie, eine bösartige Erkrankung des blutbildenden Systems (»Blutkrebs«).

ARNI Angiotensinrezeptor-Neprilysin-Antagonisten.

AT1 Angiotensin-II-Rezeptor-Subtyp-1. AT1-Rezeptorantagonisten sind Arzneistoffe, die zur Behandlung von Bluthochdruck oder Herzinsuffizienz eingesetzt werden.

ATP Adenosintriphosphat, ein universeller und unmittelbar verfügbarer Energieträger von Zellen.

AV atrioventrikulär, den Herzvorhof und die Herzkammer betreffend.

BMI Body-Mass-Index, Körpermasseindex, Maßzahl für die Bewertung des Körpergewichts eines Menschen bezogen auf die Körpergröße.

DGK Deutsche Gesellschaft für Kardiologie.

DNS Desoxyribonukleinsäure *(deoxyribonucleic acid)*, Biomolekül und Träger der Erbinformation (Gene).

EKG Elektrokardiogramm/-grafie, Aufzeichnung der Summe der elektrischen Aktivitäten aller Herzmuskelfasern durch Ableitungen von der Hautoberfläche.

ELISA *Enzyme Linked Immunosorbent Assay* (ELISA), ein antikörperbasiertes Nachweisverfahren (Immunassay). Mit ELISA können Proteine, Viren, Hormone, Toxine und Pestizide nachgewiesen werden.

ICD Implantierbarer Kardioverter/Defibrillator, ein miniaturisiertes Elektrogerät, das bei Patienten mit hohem Risiko für lebensbedrohliche Herzrhythmusstörungen eingesetzt wird.

KHK Koronare Herzkrankheit (ischämische Herzkrankheit), eine Erkrankung der Herzkranzgefäße (Koronararterien), die den Herzmuskel mit Blut versorgen.

LD50 Letale Dosis, eine Dosis, bei der 50 Prozent der Betroffenen (Tierversuche) nach 30 Tagen sterben.

LVEF Linksventrikuläre Ejektionsfraktion, Messgröße der Pumpfunktion der linken Herzkammer.

MRA Mineralokortikoid-Rezeptorantagonist.

MRS Magnetresonanzspektroskopie, ein bildgebendes Verfahren in der Medizin.

MRT Magnetresonanztomografie, ein bildgebendes Verfahren in der Medizin.

NF-kB *Nuclear factor kappa-light-chain-enhancer of activated B-cells* ist ein spezifischer Transkriptionsfaktor, der in praktisch allen Zelltypen und Geweben vorkommt, in der Molekularbiologie ein Protein.

NYHA *New York Heart Association.*

PCI *Percutaneous coronary intervention,* Perkutane Koronarintervention, herzkathetergestützte Behandlung eingeengter oder verschlossener Herzkranzgefäße, Perkutane transluminale koronare Angioplastie (PTCA).

RISK *Reperfusion injury salvage Kaskade*, Zellfunktionen, die vor einer Schädigung der Herzmuskelzelle durch wiederhergestellte Durchblutung (Reperfusion) nach einer Durchblutungsstörung schützen.

TNF Tumornekrosefaktor, ein Signalstoff des Immunsystems, Membranprotein.

UPLC-MS/MS *Ultrasensitive performance liquid chromatography,* hochsensitive Flüssigkeitschromatografie, eine analytische Methode in der Chemie.

WHO *World Health Organisation,* Weltgesundheitsorganisation.

Fachliteratur

Adams KF Jr, Patterson JH, Gattis WA, et al.: Relationship of serum digoxin concentration to mortality and morbidity in women in the digitalis investigation group trial: a retrospective analysis. *J Am Coll Cardiol* 46(3) (2005) S. 497–504

Adams KF Jr, Ghali JK, Patterson JH, Gattis Stough W, Butler J, Bauman JL, Ventura HO, Sabbah H, Mackowiak JI, van Veldhuisen DJ: A perspective on re-evaluating digoxin's role in the current management of patients with chronic systolic heart failure: targeting serum concentration to reduce hospitalization and improve safety profile. *Eur J Heart Failure* 16 (2014) S. 483–493

Agostoni PG, Doria E, Berti M, Guazzi MD: Long-term use of k-strophanthin advanced congestive heart failure due to dilated cardiomyopathy: A double-blind crossover evaluation versus digoxin. *Clin Cardiol* 17 (1994) S. 536–541

Altmann K: Beitrag zur peroralen Strophanthintherapie. *Medizinische Klinik* 47 (1952) S. 446–448

Amaral L, Martins M, Viveiros M: Enhanced killing of intracellular multidrug-resistant Mycobacterium tuberculosis by compounds that affect the activity of efflux pumps. *Journal of Antimicrobial Chemotherapy* 59 (2007) S. 1237–1246

Ambrosy AP, Butler J, Ahmed A, Vaduganathan M, van Veldhuisen DJ, Colucci WS, MD, Gheorghiade M: The use of digoxin in patients with worsening chronic heart failure. Reconsidering an old drug to reduce hospital admissions. *J Am Coll Cardiol* 63(18) (2014) S. 1823–1832

Arnaud L-A: Über Ouabain und k-Strophanthin und g-Strophanthin. *Compt. Rend. Acad. Sci. Paris S.* 106 (1888) 1011; 107 (1888) 179, 1162

Baecher S, Kroiss M, Fassnacht M, Vogeser M: No endogenous ouabain is detectable in human plasma by ultra-sensitive UPLC-MS/MS. *Clin Chim Acta* 431C (2014) S. 87–92

Bagrov AY, Fedorova OV, Dmitrieva RI, Howald WN, Hunter AP, Kuznetsova EA, Shpen VM: Characterization of a urinary bufodienolide Na+, K+-ATPase inhibitor in patients after acute myocardial infarction. *Hypertension* 31 (1998) S. 1097–1103

Bagrov AY, Shapiro JI: Endogenous digitalis: pathophysiologic roles and therapeutic applications. *Nat Clin Pract Nephrol* 4(7) (2008) S. 378–392

Basselin-Eiweida M, Kaneshiro ES: Detection of two distinct transporter systems for 2-deoxyglucose uptake by the opportunistic pathogen Pneumocystis carinii. *Biochim Biophys Acta* 1515(2) (2001) S. 177–188

Beentje HJ: *A monograph on Strophanthus DC. (Apocynaceae).* Doctoral thesis, Wageningen 1982

Beentje HJ: 2006, Strophanthus kombe Oliv. [internet] Record from Protabase. Schmelzer G. H. and Gurib-Fakim A. (eds), *PROTA (Plant Resources of Tropical Africa / Ressources végétales de l'Afrique tropicale),* Wageningen, Niederlande. <http://database.prota.org/search.htm>, abgerufen 1. April 2015

Belz GG, Matthews J, Sauer U, Stern H, Schneider B: Pharmacodynamic effects of ouabain following single sublingual and intravenous doses in normal subjects. *Eur J Clin Pharmacol* 26 (1984) S. 287–292

Blaustein MP: Why isn't endogenous ouabain more widely accepted? *Am J Physiol Heart Circ Physiol* 307(5) (2014) H635–9

Bloomfield SJ (ed.): *Deadly Medicine: Creating the Master Race. United States Holocaust Memorial Museum,* Washington 2004

Blumberger KJ: Die Entwicklung der Strophanthintherapie durch Albert Fraenkel und Ernst Edens. *Medizinische Klinik* 14 (1956) S. 487–490

Blumberger KJ: Die Entwicklung der Strophanthintherapie seit Albert Fraenkel. *Hippokrates* 35 (1964) S. 252–260

Blumberger KJ: Über die Austauschbarkeit der Herzglykoside beim Menschen. *Ärztliche Forschung* 18(4) (1964) S. 172–182

Boehm JK, Kubzansky LD: The heart's content: the association between positive psychological well-being and cardiovascular health. *Psychol Bull* 138(4) (2012) S. 655–691

Boehringer CF (Hrsg.): *Vom Strophanthin zum Kombetin. Aus der Entwicklung eines Herzmittels.* Mannheim 1956

Braunwald E: The war against heart failure: the Lancet lecture. *Lancet* 385 (2015) S. 812–824

Brøndum-Jacobsen P, Benn M, Jensen GB et al.: 25-hydroxyvitamin D levels and risk of ischemic heart disease, myocardial infarction, and early death: population-based study and meta-analyses of 18 and 17 studies. *Arteriosclerosis Thromb Vasc Biol* 32 (2012) S. 2794–2804

Buckalew VM: Endogenous digitalis-like factors. An historical overview. *Front Biosci* 10 (2005) S. 2325–2334

Bussmann W-D: *Akute und chronische Herzinsuffizienz.* Berlin 1984

Campia U, Nodari S, Gheorghiade M: Acute heart failure with low cardiac output: can we develop a short-term inotropic agent that does not increase adverse events? *Curr Heart Fail Rep* 7 (2010) S. 100–109

de Candolle A-P: *Strophanthus, novum genus ex Apocinearum familia descriptum et iconibus illustratum.* Paris 1804

DEGAM (Deutsche Gesellschaft für Allgemeinmedizin und Familienmedizin): *Herzinsuffizienz. DEGAM Leitlinie Nr. 9.* Düsseldorf 2006

de Lores Arnaiz GR, Ordieres MG: Brain Na(+), K(+)-ATPase Activity In Aging and Disease. *Int J Biomed Sci* 10(2) (2014) S. 85–102

Desai MY, Watanabe MA, Laddu AA, Hauptman PJ: Pharmacologic modulation of parasympathetic activity in heart failure. *Heart Fail Rev* 16 (2011) S. 179–193

DESTATIS: Statistisches Bundesamt. https://www.destatis.de/DE/ZahlenFakten/GesellschaftStaat/Gesundheit/Todesursachen/Todesursachen.html, abgerufen am 13. April 2015

de Vasconcelos DI, Leite JA, Carneiro LT, Piuvezam MR, de Lima MRV, de Morais LCL, Rumjanek VM, Rodrigues-Mascarenhas S: Anti-inflammatory and antinociceptive activity of ouabain in mice. *Mediators Inflamm* 2011 (2011) 912925

Deutsche Gesellschaft für Kardiologie – Herz- und Kreislaufforschung e. V.: *Pocket-Leitlinien. Therapie der chronischen und akuten Herzinsuffizienz.* Update 2009

Deutsche Herzstiftung (Hrsg.): *Das schwache Herz. Diagnose und Therapie der Herzinsuffizienz heute.* Deutsche Herzstiftung e. V., Frankfurt a. M. 2009

Deutsche Herzstiftung (Hrsg.): *32. Deutscher Herzbericht 2020. Sektorenübergreifende Versorgungsanalyse zur Kardiologie, Herzchirurgie und Kinderherzmedizin in Deutschland.* Deutsche Herzstiftung e. V., Frankfurt a. M. 2021

Deutsches Kolonial-Lexikon: Pfeilgift. Bd. III, 1920, S. 49

Diamond DM, Ravnskov U: How statistical deception created the appearance that statins are safe and effective in primary and secondary prevention of cardiovascular disease. *Expert Rev Clin Pharmacol* 8(2) (2015) S. 201–210

Dohrmann RE, Janisch HD, Kessel M: Klinisch-poliklinische Studie über die Wirksamkeit von g-Strophanthin bei Angina pectoris und Myokardinfarkt. *Cardiol Bull* 14/15 (1977) S. 183–187

Dohrmann RE, Dohrmann M: Neuere Therapie der instabilen Angina pectoris bei koronarer Herzkrankheit. *Erfahrungsheilkunde* 33 (1984) S. 183–190

Dohrmann RE, Schlief-Pflug E: Echokardiographische Studie zum Wirkungsnachweis äquivalenter Dosierungen von Niztrolingual und Strodival speziell bei Patienten mit koronarer Herzkrankheit. *Erfahrungsheilkunde* 33 (1986) S. 61–66

Drings P, Thierfelder J, Weidemann B, Willig F (Hrsg.), Ehmann M: *Albert Fraenkel – Ein Arztleben in Licht und Schatten 1864–1938.* Landsberg 2004

Dvela M, Rosen H, Feldman T, Nesher M, Lichtstein D: Diverse biological responses to different cardiotonic steroids. *Pathophysiology* 14 (2007) S. 159–166

Dvela-Levitt M [1], Cohen-Ben Ami H, Rosen H, Ornoy A, Hochner-Celnikier D, Granat M, Lichtstein D: Reduction in Maternal Circulating Ouabain Impairs Offspring Growth and Kidney Development. *J Am Soc Nephrol.* 2014 Oct 7. pii: ASN.2014020130

Dvela-Levitt M [2], Ami HC, Rosen H, Shohami E, Lichtstein D: Ouabain improves functional recovery following traumatic brain injury. *J Neurotrauma* 31(23) (2014) 1942–1947

Edens E: Die Strophanthinbehandlung der Angina pectoris. *Münch Med Wochenschr* 37 (1934) S. 1424

Edens E: *Die Digitalisbehandlung.* Berlin 1948

Erdle H-P, Schultz K-D, Wetzel E, Gross F: Resorption und Ausscheidung von g-Strophanthin nach intravenöser und perlingualer Gabe. *Dtsch Med Wochenschr* 104 (1979) S. 976–979

Erdmann E (Hrsg.): *Herzinsuffizienz. Ursachen, Pathophysiologie und Therapie.* Stuttgart 2003

Erdmann E (Hrsg.): *Therapie mit Herzglykosiden.* Berlin 1983

ESC Committee for Practice Guidelines (Hrsg.): *Cardiovascular Medicine. Compendium of abridged ESC guidelines 2008.* London 2008

Fischer I: *Biographisches Lexikon der hervorragenden Ärzte der letzten 50 Jahre.* Berlin 1932, Bd. 1, S. 348

Fleischmann P, Wjasmensky H: Ueber intravenöse Strophanthintherapie bei Verwendung von gratus-Strophanthinum crystallisatum Thoms. *Deutsche Med Wochenschrift* 35 (1909) S. 918–921

Fraenkel A: Zur Digitalistherapie. Über intravenöse Strophanthintherapie. *Verh Kongr Inn Med* (1906) S. 257–265

Fraenkel A: Pharmacological aspect of digitalis therapy. *Lancet* 226 Nov 16 (1935) S. 1101–1106

Fraenkel A: *Strophanthin-Therapie.* Berlin 1933

Francis GS1, Benedict C, Johnstone DE, Kirlin PC, Nicklas J, Liang CS, Kubo SH, Rudin-Toretsky E, Yusuf S: Comparison of neuroendocrine activation in patients with left ventricular dysfunction with and without congestive heart failure. A substudy of the Studies of Left Ventricular Dysfunction (SOLVD). *Circulation* 82(5) (1990) S. 1724–1729

Fraser TR: On the kombe arrow-poison (Strophanthus hispidus, D. C.) of Africa. *J Anat Physiol* 7 (1872) S. 140–155

Fraser TR: The action and uses of digitalis and its substitutes with special reference to Strophanthus: introduction to a discussion in the section of pharmacology and therapeutics at the annual meeting of the British Medical Association in Cardiff. *Br Med J* 14 November (1885)

Fürstenwerth H: Ouabain – the insulin of the heart. *Int J Clin Pract* 64(12) (2010) S. 1591–1594

Fürstenwerth H: Rethinking heart failure. *Cardiol Res* 3(6) (2012) S. 243–257

Fürstenwerth H [1]: Ouabain – the key to cardioprotection? *Am J Ther* 21(5) (2014) S. 395–402

Fürstenwerth H [2]: Letter to the editor: »Why isn't clinical experience with ouabain more widely accepted?« *Am J Physiol Heart Circ Physiol* 307 (2014) H1262–H1263

Fürstenwerth H [3]: On the differences between ouabain and digitalis glycosides. *Am J Ther* 21(1) (2014) S. 35–42

Fürstenwerth H [4]: Why whip the starving horse when there Is oats for the starving myocardium? *Am J Ther* Sep 24 (2014) [Epub ahead of print]

Ghadhanfar E, Al-Bader M, Turcani M: Wistar rats resistant to the hypertensive effects of ouabain exhibit enhanced cardiac vagal activity and elevated plasma levels of calcitonin gene-related Peptide. *PLoS One* 9(10) (2014) Oct 3; e108909

Gilg E, Thoms H, Schedel H: *Die Strophanthus-Frage vom botanisch-pharmakognostischen, chemischen und pharmakologisch-klinischen Standpunkt.* Berlin 1904

Gillmann H: Stellungnahme zur peroralen Strophanthinprophylaxe des Herzinfarkts. *Deutsches Ärzteblatt* 68 (1971) S. 2929–2936

Goto A, Yamada K, Ishii M, Sugimoto T: Digitalis-like activity in human plasma: relation to blood pressure and sodium balance. *Am J Med* 89 (1990) S. 420–426

Grabka J: Frühbehandlung von stenokardialen Beschwerden bei Untertagebergleuten. *EHK* 30 (1981) S. 1162–1163

Graham RM, Frazier DP, Thompson JW, Haliko S, Li H, Wasserlauf BJ, Spiga MG, Bishopric NH, Webster KA: A unique pathway of cardiac myocyte death caused by hypoxia-acidosis. *J Exp Biol* 207(Pt 18) (2004) S. 3189–3200

Granger CB, McMurray JJV: Using measures of disease progression to determine therapeutic effect. *J Am Coll Cardiol* 48 (2006) S. 434–437

Grassi G: Sympathetic neural activity in hypertension and related diseases. *Am J Hypertens* 23(10) (2010) S. 1052–1060

Greeff K, Köhler, Strobach H, Verspohl E: Zur Pharmakokinetik des g-Strophanthin. *Verh Dtsch Ges Kreislaufforsch* 40 (1974) S. 301–305

Greeff K: Zur Pharmakokinetik des g-Strophanthin. *Dtsch Med Wochenschr* 102 (1977) S. 135

Gutman Y, Booyaviroj P: Mechanism of inhibition of catecholamine release from adrenal medulla by diphenylhydantoin and by low concentration of ouabain (10(–10} M). *Naunyn Schmiedebergs Arch Pharmacol* 296(3) (1977) S. 293–296

Halhuber M, Lantscherat T, Meusburger K: Zur Strophoraltherapie. *Med Klin* 36 (1954) S. 1440–1443

Hamlyn JM, Blaustein MP, Bova S, DuCharme DW, Harris DW, Mandel F, Mathews WR, Ludens JH: Identification and characterization of a ouabain-like compound from human plasma. *Proc Natl Acad Sci. U.S.A.* 88 (1991) S. 6259–6263

Hamlyn JM, Manunta P: Endogenous Cardiotonic Steroids in Kidney Failure: A Review and an Hypothesis. *Adv Chronic Kidney Dis* 22(3) (2015) S. 232–244

Hartl K: Kreislauf und Atmung bei statischer Arbeit, sowie ihre Beeinflussung durch Strophanthin. *Z gesamte Exp Med* 84 (1932) S. 249–278

Hartmann W: Hartmann, Karl Robert Eduard von. *Neue Deutsche Biographie (NDB)* 7 (1966)

Hedinger M: Albert Fraenkel und seine intravenöse Strophanthintherapie. *Münchn Med Wochenschr* (9)99 (1957) S. 306–309

Hilton PJ, White RW, Lord GA, Garner GV, Gordon DB, Hilton MJ, Forni LG, McKinnon W, Ismail FM, Keenan M, Jones K, Morden WE: An inhibitor of the sodium pump obtained from human placenta. *Lancet* 348 (1996) S. 303–305

Hochrein H: Electrolytes in heart failure and myocardial hypoxia. *Vasc Dis* 3(3) (1966) S. 196–200

Hokkanen M: Imperial Networks, Colonial Bioprospecting and Burroughs Wellcome & Co.: The Case of Strophanthus Kombe from Malawi (1859–1915). *Soc Hist Med* 25(3) (2012) S. 589–607

Holmes RM: Note on false Strophanthus seeds. *Pharmaceutical Journal* 17 (1886–87) S. 903

Holmes RM: The Strophanthus kombe seed of commerce. *Pharmaceutical Journal*, April 1901

Kaegelmann H, Debusmann W: *Strophanthin. Segen der Menschheit.* Das Neue Licht, Venlo 2013

Kaemmerer K, Kietzmann M: Verhalten der Eiweißsynthese im Herzmuskelgewebe von Ratten nach oraler Gabe von g-Strophanthin. *Berl Münch Tierärztl Wochenschr* 98 (1986) S. 262–267

Kaye DM, Lambert GW, Lefkovits J, Morris M, Jennings G, Esler MD: Neurochemical evidence of cardiac sympathetic activation and increased central nervous system norepinephrine turnover in severe congestive heart failure. *J Am Coll Cardiol* 23(3) (1994) S. 570–578

Kern B, Kern M: *Grundlagen der Inneren Medizin.* Stuttgart 1946

Kern B: *Die Herzinsuffizienz.* Stuttgart 1948

Kern B: Die orale Strophanthin-Behandlung. Stuttgart 1951

Kern B: *Der Myokard-Infarkt.* Heidelberg 1969

Khayyam-Nekouei Z, Neshatdoost H, Yousefy A, Sadeghi M, Manshaee G: Psychological factors and coronary heart disease. *ARYA Atheraoscl* 9(1) (2013) S. 102–111

Kingdon J, Agwanda B, Kinnaird M, O'Brien T, Holland C, Gheysens T, Boulet-Audet M, Vollrath F: A poisonous surprise under the coat of the African crested rat. *Proc R Soc B* 279 (2012) S. 675–680

Kisch B: *Strophanthin. Clinical and experimental experiences of the past 25 years.* New York 1946

Kjekshus J, Aprtrei E, Barrios V, Böhm M, Cleland JGF, Cornel JH, Dunselman P, Fonseca C, Goudev A et al.: Rosuvastatin in Older Patients with Systolic Heart Failure. *N Engl J Med* 357 (2007) S. 2248–2261

Komiyama Y, Dong XH, Nishimura N, Masaki H, Yoshika M, Masuda M, Takahashi H: A novel endogenous digitalis, telocinobufagin, exhibits elevated plasma levels in patients with terminal renal failure. *Clin Biochem* 38 (2005) S. 36–45

Kost H: *Isolierung und Analyse eines Bindungsglobulins für Herzglykoside aus Rinderblut.* Diss. Med. vet., Giessen 2001

Kotova O1, Al-Khalili L, Talia S, Hooke C, Fedorova OV, Bagrov AY, Chibalin AV: Cardiotonic steroids stimulate glycogen synthesis in human skeletal muscle cells via a Src- and ERK1/2-dependent mechanism. *J Biol Chem* 281(29) (2006) S. 20085–20094

Kracke R: Zur perlingualen Strophanthintherapie. *Dtsch Med Wochenschr* 79 (1954) S. 81–84

Krebs R: *Klinische Pharmakologie der Herzglykoside*. Erlangen 1980

Kubicek F, Reisner T: Hypoxietoleranz bei koronarer Herzkrankheit unter Einwirkung von Digoxin, Beta-Methyldigoxin und g-Strophanthin. *Therapie der Gegenwart* 112 (1973) S. 747–768

Laugsand LE, Strand LB, Platou C, Vatten LJ, Janszky I: Insomnia and the risk of incident heart failure: a population study. *Eur Heart J* 35(21) (2014) S. 1382–1393

Lederhuber HC, Lange V: *Basics Kardiologie*. München 2010

Levine SA: The Potency of Some French Digitalis Preparations. *Boston Med Surg J* 182 (1920) S. 64–66

Lewis LK, Yandle TG, Hilton PJ, Jensen BP, Begg EJ, Nicholls MG: Endogenous ouabain is not ouabain. *Hypertension* 64 (2014) S. 680–683

Li J1, Khodus GR, Kruusmägi M, Kamali-Zare P, Liu XL, Eklöf AC, Zelenin S, Brismar H, Aperia A: Ouabain protects against adverse developmental programming of the kidney. *Nat Commun 1* (2010) 42. doi: 10.1038/ncomms1043

Lichtstein D, Gati I, Samuelov S, Berson D, Rozenman Y, Landau L, Deutsch J: Identification of digitalis-like compounds in human cataractous lenses. *Eur J Biochem* 216 (1993) S. 261–268

Liebermeister G: Über intravenöse Strophanthintherapie. *Beihefte zur Medizinischen Klinik* 4, Heft 8, 1908, S. 210–240

Liu L, Eisen HJ: Epidemiology of Heart Failure and Scope of the Problem. *Cardiol Clin* 32 (2014) S. 1–8

Livingstone D, Livingstone C: *Narrative of an expedition to the Zambesi and its tributaries*. London 1865

Lloyd JU: Strophanthus Hispidus, D. C. *The Western Druggist*, Chicago 1897

Martini P: Ernst Edens. *Dtsch Med Wochenschr* 70 (1944) 343–344

Marzilli M, Merz CN, Boden WE, Bonow RO, Capozza PG, Chilian WM, DeMaria AN, Guarini G, Huqi A, Morrone D, Patel MR, Weintraub WS: Obstructive coronary atherosclerosis and ischemic heart disease: an elusive link! *J Am Coll Cardiol* 60(11) (2012) S. 951–956

Mehta JL: All CAD Is Not CHD, and All CHD Is Not CAD. *J Am Coll Cardiol* 61(3) (2013) S. 387–388

Morgan EE, Li Z, Stebal C et al: Preconditioning by sub-inotropic doses of ouabain in the Langendorff-perfused rabbit heart. *J Cardiovasc Pharmacol* 55 (2010) S. 234–239

Murry CE, Jennings RB, Reimer KA: Preconditioning with ischemia: a delay of lethal cell injury in ischemic myocardium. *Circulation* 74 (1986) S. 1124–1136

Nelson L, McGrady AV: Effects of ouabain on spermatozoan function: a review. *Arch Andrology* 7 (1981) S. 169–176

Nesher M, Shpolansky U, Viola N, Dvela M, Buzaglo N, Cohen Ben-Ami H, Rosen H, Lichtstein D: Ouabain attenuates cardiotoxicity induced by other cardiac steroids. *Br J Pharmacol* 160(2) (2010) S. 346–354

Newman RA, Yang P, Pawlus AD, Block KI: Cardiac glycosides as novel cancer therapeutic agents. *Molecular Interventions* 8(1) (2008) S. 36–49

Obituary: Sir Thomas Richard Fraser. *Br Med J* 3081 (1920) S. 100

Oelschlaeger TA, Tall BD: Invasion of cultured human epithelial cells by Klebsiella pneumoniae isolated from the urinary tract. *Infect Immun* 65(7) (1997) S. 2950–2958

Osseo-Asare AD: Bioprospecting and Resistance: Transforming Poisoned Arrows into Strophantin Pills in Colonial Gold Coast, 1885–1922. *Soc Hist Med* 21(2) (2008) S. 269–290

Padilha AS, Salaices M, Vassallo DV, Batista PR, Siman FDM: Hypertensive effects of the iv administration of picomoles of ouabain. *Brazilian J Med Biol Res* 44 (2011) S. 933–938

Pagel JL (Hrsg.): *Biographisches Lexikon der hervorragenden Ärzte des neunzehnten Jahrhunderts*. Berlin 1901, S. 534, 542

Parati G, Esler M: The human sympathetic nervous system: its relevance in hypertension and heart failure. *Eur Heart J* 33 (2012) S. 1058–1066

Petry R-J: *Strophanthin. Die optimale Vorbeugung und Behandlung.* Bremen 2013

Pezzani R, Rubin B, Redaelli M, Radu C, Barollo S, Cicala MV, Salvà M, Mian C, Mucignat-Caretta C, Simioni P, Iacobone M, Mantero F: The antiproliferative effects of ouabain and everolimus on adrenocortical tumor cells. *Endocrine J* 61(1) (2014) S. 41–53

Poller W: *Arztschreiber in Buchenwald. Bericht des Häftlings 996 aus Block 39.* Hamburg 1946

Qazzaz HM, Cao Z, Bolanowski DD, Clark BJ, Valdes R Jr: De novo biosynthesis and radiolabeling of mammalian digitalis-like factors. *Clin Chem* 50(3) (2004) S. 612–620

Rao DK, Liu H, Ambudkar SV, Mayer M: A combination of curcumin with either gramicidin or ouabain selectively kills cells that express the multidrug resistance-linked ABCG2 transporter. *J Biol Chem* 289(45) (2014) S. 397–410

Reallexikon der Medizin und ihrer Grenzgebiete, S–Z. München 1977, S. 365

Rein H: Über ein Regulationssystem Milz-Leber für den oxidativen Stoffwechsel der Körpergewebe und besonders des Herzens. *Naturwissenschaften* 36 (1949) part 1 S. 233–239, part 2 S. 260–268

Renk H: Vergleichende Untersuchungen über das Verhalten des Milchsäurespiegels bei der Therapie der Herzinsuffizienz. *Medizinische Klinik* 54 (1959) S. 13–16

Rieser S: Klinische Studien in der Allgemeinmedizin. Viele Fragen, zu wenig Forschung. *Dtsch Ärztebl* 112 (2015) S. 296–297

Riganti C, Campia I, Kopecka J, Gazzano E, Doublier S, Aldieri E, Bosia A, Ghigo D: Pleiotropic effects of cardioactive glycosides. *Curr Med Chem* 18(6) (2011) S. 872–885

Rodrigues-Mascarenhas S, Da Silva de Oliveira A, Amoedo ND, Affonso-Mitidieri OR, Rumjanek FD, Rumjanek VM: Modulation of the Immune System by Ouabain. *Neuroimmunomodulation: Ann NY Acad Sci* 1153 (2009) S. 153–163

Roger VL: The Heart Failure Epidemic. *Int J Environ Res Public Health* 7 (2010) S. 1807–1830

Rote Liste: Arzneimittelverzeichnis (Deutschland). 1939, 1952, 1963, 1974, 1976, 1989, 1997, 2004

Runge TM, Stephens JC, Holden P, Havemann DF, Kilgore WM, Dale EM, Dalton RE: Pharmacodynamic distinctions between ouabain, digoxin and digitoxin. *Arch Int Pharmacodyn Ther* 214(1) (1975) S. 31–45

Salz H. Schneider B: Perlinguales g-Strophanthin bei stabiler Angina pectoris. *Z Allgemeinmedizin* 61 (1985) S. 1223–1228

Saradeth T, Ernst E: Hämorheologische Effekte durch g-Strophanthin. *Erfahrungsheilkunde* 40 (1991) S. 775–776

Saxton C, Majid PA, Clough G, Taylor SH: Effect of ouabain on insulin secretion in man. *Clin Sci* 42(1) (1972) S. 57–62

Schmidsberger P: *Skandal Herzinfarkt. Die Hintergründe einer Epidemie und der Strophanthin-Streit. Eine Analyse.* RS Schulz, München 1975

Schneider R, Antolovic R, Kost H, Sich B, Kirch U, Tepel M, Zidek W, Schoner W: Proscillaridin, Immunoreactivity: its purification, transport in blood by a specific binding protein and its correlation with blood pressure. *Clin Exp Hypertens* 20 (1998) S. 593–599

Schoner W, Scheiner-Bobis G: Endogenous and exogenous cardiac glycosides: their roles in hypertension, salt metabolism, and cell growth. *Am J Physiol Cell Physiol* 293 (2007) C509–C536

Schoner W: Endogenous cardiac glycosides, a new class of steroid hormones. *Eur J Biochem* 269 (2002) S. 2440–2448

Schwartz PJ: Vagal stimulation for heart diseases: from animals to men. An example of translational cardiology. *Circulation Journal* 75 (2011) S. 20–27

Selden R, Smith TW: Ouabain pharmacokinetics in dog and man. Determination by radioimmunoassay. *Circulation* 45 (1972) S. 1176–1182

Selye H: Forty years of stress research: principal remaining problems and misconceptions. *CMA Journal* 115 (1976) 53–56

Shah Y: Strophanthin – ein besonderes Herzglykosid. *ZKM* 2 (2011) S. 48–51

Siddiqi N, Dawson D, Rudd A, Frenneaux M: Metabolic therapy for heart failure including diastolic heart failure. *Heart Metab* 57 (2012) S. 18–24

Stewart S: Prognosis of patients with heart failure compared with common types of cancer. *Heart Fail Monit* 3(3) (2003) S. 87–94

Stride N, Larsen S, Hey-Mogensen M, Sander K, Lund JT, Gustafsson F, Køber L, Dela F: Decreased mitochondrial oxidative phosphorylation capacity in the human heart with left ventricular systolic dysfunction. *Eur J Heart Fail* 15 (2013) S. 150–157

Sulyma MG, Wormer EJ (Hrsg.): Herz-Kreislauf-Lexikon. München 1994

Tavazzi L, Tognoni G, Franzosi MG, Latini R, Maggioni AP, Marchioli R, Nicolosi GL, Porcu M et al: Effect of rosuvastatin in patients with chronic heart failure (the GISSI-HF trial): a randomised, double-blind, placebo-controlled trial. *Lancet* 372 (2008) S. 1231–1239

Thauer R: 50 Jahre Strophanthintherapie. *Medizinische* 14 (1956) S. 485–487

Takahashi H: Endogenous digitalislike factor: anupdate. *Hypertens Res 23 Suppl* (2000) S1–S5

Vaquez H, Leconte: Les injections intraveneuses de strophanthine dans le traitement de l'insuffisance cardiaque, *Bull Mem Soc Med Hôp Paris* xvii (1909) S. 662–679

von Ardenne M: Research on the mechanism of myocardial infarctions and on counteracting measures. A new galenic form of the fast acting g-strophanthin. *Agressologie* 19(1) (1978) S. 13–22

Wachter R, Christ M, Heppner H-J, Müller C, Dörr M, Riemer U, Störk S: 25 Jahre nach dem Mauerfall – immer noch deutliche Unterschiede zwischen Ost und West bei Hospitalisierung wegen Herzinsuffizienz. Poster P 1792, 81. Jahrestagung der DGK 2015

Weiss G (Hrsg.): *Albert Fraenkel – Arzt und Forscher.* Mannheim 1964

White PD: *Heart Disease.* 3rd ed. New York 1946

Wiesend W: Über perorale Strophanthinbehandlung, besonders beim Altersherz. *Münchner Med Wochenschrift* 98 (1956) S. 900–904

Withering W: *Bericht über den Fingerhut und seine medizinische Anwendung mit praktischen Bemerkungen über Wassersucht und andere Krankheiten.* Nach der englischen Ausgabe von 1785 ins Deutsche übertragen. Mannheim 1963

Welcome to ouabain – a new steroid hormone. *Lancet* 338(8766) (1991) S. 543–544

Wormer EJ: *Syndrome der Kardiologie und ihre Schöpfer. Mit einem Geleitwort von E. Miles Vaughan Williams.* München 1989

Wormer EJ: *Angiologie – Phlebologie. Syndrome und ihre Schöpfer. Mit Vorworten von Dr. Jacob Churg und Dr. Friedrich Wegener.* München 1991

Wormer EJ: Gotthard Schettler. *Neue Deutsche Biographie (NDB)* 22 (2005) S. 707–708

Wormer EJ: *Organspende. Lebensrettende Transplantation.* Köln 2010

Wormer EJ: *Herz & Kreislauf.* Köln 2012

Wormer EJ: *Vitamin D.* Rottenburg 2014

Wormer EJ: *Blutdruck.* Köln 2015

Wray S, Eisner DA, Allen DG: Two hundred years of the foxglove. *Med Hist* 5 (Suppl) (1985) S. 132–150

Yu W-P, Li J: Novel agents inhibit human leukemic cells. *Acta Pharmacol Sin.* 2012 Feb; 33(2): S. 210–211

Zimmermann H: Meine Erinnerungen an Ernst Edens (1876–1944). *Ärztliche Forschung* 18(4) (1964) S. 169–171

Infoservice

Da in Deutschland (und anderswo) kein Strophanthin-Präparat mehr zugelassen ist, gibt es nur noch einen eingeschränkten Zugang zur Strophanthin-Therapie in der ärztlichen Praxis. Der deutsche Strophanthin-Experte Hauke Fürstenwerth schätzt die Situation so ein: »Die derzeit erhältlichen Strophanthin/Ouabain-Präparate sind alle galenisch nicht optimiert. Entsprechend unsicher sind Resorption und Wirkung. Leider gibt es keine Alternativen.«

Grundsätzlich liegt die Behandlung von Herzerkrankungen in der Verantwortung von Ärzten, im besten Fall bei Fachärzten für Herz-Kreislauf-Erkrankungen (Kardiologen). Strophanthin-Zubereitungen können demnach nur auf Rezept verordnet werden. Da es kein Strophanthin-Fertigarzneimittel gibt, werden die rezeptierten Strophanthin-Präparate (Tinktur, Lösung, Kapsel, Tabletten u. a.) in einer Apotheke hergestellt (Defektur-Arzneimittel). Man könnte anmerken, dass wir in dieser Beziehung auf den Stand von vor 1920 zurückgeworfen sind!

Heilpraktiker setzen in der Regel homöopathische Strophanthin-Präparate ein, z. B. strophactiv®.

Nachfolgend finden Sie Angaben zur derzeit in Deutschland verfügbaren Strophanthin-Therapie. Die Kontaktinformationen sind auch anderswo publiziert und aktualisiert worden [Kaegelmann, Debusmann 2013; www.strophantus.de].

Denken Sie daran, dass es bei Herzinsuffizienz um eine schwere Erkrankung geht, die mit dem »echten Arzneimittel« Strophanthin behandelt werden soll. Im Prinzip gelten die Grundsätze jeder Arzneimitteltherapie: keine Wirkung ohne Nebenwirkung und die Dosis macht das Gift – bei Herzglykosiden ganz besonders. Die Mehrzahl der Ärzte wird über Strophanthin nichts wissen. Sie können sich deshalb an die nachfolgend gelisteten Ärzte wenden, die für Strophanthin aufgeschlossen sind, wenn Sie eine Strophanthin-Therapie in Erwägung ziehen. Von einer Selbstbehandlung mit Strophanthin-Präparaten (z. B. Tinktur) wird explizit abgeraten!

Sprechen Sie mit dem Arzt Ihrer Wahl über die Möglichkeit einer Strophanthin-Therapie und lassen Sie sich beraten. Sie selbst entscheiden sich für oder gegen die Behandlung.

Ärzte in Deutschland

Dr. med. univ. Matthias Freutsmiedl
Facharzt für Allgemeinmedizin, Notfallmedizin, Homöopathie
D-04229 Leipzig, Erich-Zeigner-Allee 22,
Tel./Fax 0341-25358-67/-86,
info@ganzmed.eu, www.ganzmed.eu

Dr. med. Rudolf Steinbeck
Facharzt für Innere Medizin
D-10299 Berlin, Albrechtstraße 123, Tel. 030-7510171

Dr. med. Ute Licht
Privatpraxis für Ganzheitliche Medizin
D-10365 Berlin, Siegfriedstraße 204a, Tel. 030-93498017,
dr.utelicht@t-online.de, www.dr-utelicht.de

Immanuel-Krankenhaus Berlin
Zentrum für Naturheilkunde, Prof. Dr. med. Andreas Michalsen,
Yatin Shah, Arzt
D-14109 Berlin-Wannsee, Königstraße 63, Tel./Fax 030-80505-691/-692,
naturheilkunde@immanuel.de, www.berlin.immanuel.de

Dr. med. Michael Schöneberg
Facharzt für Chirurgie, Schmerztherapie, Alternativmedizin und Prävention, Umweltmedizin
D-15230 Frankfurt/Oder, Halbe Stadt 35, Tel./Fax 0335-66591-90/-92,
praxis@dr-schoeneberg.de, www.dr-schoeneberg.de

Dr. med. Jordan Petrow
Private Facharztpraxis
D-18147 Rostock, Am Wiesenhang 11, Tel. 0381-63729784,
j.petrow@gmx.de, www.chronischekrankheiten.net

Dr. med. Joachim Bennien
Facharzt für Allgemeinmedizin
D-18347 Dierhagen, Neue Reihe 8, Tel. 038226-53868

Dr. med. Géza János
Facharzt für Allgemeinmedizin, Homöopathie,
Biologische Krebsmedizin
D-20249 Hamburg, Eppendorfer Landstraße 96,
Tel./Fax 040-471946-61/-62,
praxis@dr-janos.de, www.dr-janos.de

Dr. med. Knut Sroka
Arzt für Allgemeinmedizin, Akupunktur
D-22527 Hamburg (Elmsbüttel), Stellinger Weg 47, Tel. 040-4918398

Dr. med. Frank Sievers
Facharzt für Innere Medizin, Biologische Medizin
D-22587 Hamburg, Hasenhöhe 1, Tel./Fax 040-86-9298/-2547,
info@naturheilarzt.de, www.naturheilarzt.de

Dr. med. Susanne Mack
Ärztin, Allgemeinmedizinerin, Sportmedizin, Umweltmedizin
D-23562 Lübeck, Gustav-Falke-Straße 41a, Tel. 0451-595237

Dr. med. Peter A. Fricke
Facharzt für Allgemeinmedizin, Naturheilverfahren
D-24103 Kiel, Knooper Weg 48, Tel. 0431-551515,
dr.p.a.fricke@web.de

Prof. Dr. med. Eckart Sturm
Arzt für Allgemeinmedizin
D-26121 Oldenburg, Ziegelhofstraße 30, Tel. 0441-88124,
eckart.sturm@web.de

Dr. med. Bert Raderschatt
Facharzt für Allgemeinmedizin, Praxis für Integrative Medizin
D-26197 Großkneten, Akazienweg 17, Tel./Fax 04435-5474/-6274,
integrativemedizin@yahoo.de,
www.praxis-fuer-integrative-medizin.eu

Dr. med. Karl Minas
Facharzt für Orthopädie
D-26871 Papenburg, Hauptkanal rechts 26a,
Tel./Fax 04961-9927-27/-29,
info@dr-minas.de, www.dr-minas.de

Dr. med. Bernhard Schweiger
Facharzt für Innere Medizin, Naturheilverfahren
D-28357 Bremen, Edisonstraße 10, Tel. 04 21-272525,

Dr. med. Ingeborg Senger
Fachärztin für Allgemeinmedizin
D-30952 Ronnenberg, Jupiterstraße 8, Tel. 0511-46744,
dr.senger@arcor.de

Dr. med. Bärbel Schick
Fachärztin für Physikalische und Rehabilitative Medizin, Fachärztin für Allgemeinmedizin, Pneumologie, Anästhesie, Homöopathie
D-31542 Bad Nenndorf, Hauptstraße 59, Eingang Klinik Niedersachsen. Tel. 05723-707165/-981293, Mobil 0172-5104718,
baerbel.schick@online.de

Dr. med. August-Eric Hübner
Facharzt für Allgemeinmedizin, Sportmedizin, Ernährungsmedizin
D-32758 Detmold, Stoddartstraße 19, Tel./Fax 05232-9750950/-55,
info@sportmedizin-detmold.de, www.sportmedizin-detmold.de

Dr. med. Gabriele Hauenstein
Fachärztin für Allgemeinmedizin
D-34125 Kassel, Triftweg 9c, Tel./Fax 0561-87-5890/-05162,
info@hauenstein-kassel.de, www.hauenstein-kassel.de

Dr. med. Ingeborg Debes
Fachärztin für Innere Medizin und Kardiologie
D-34471 Volkmarsen-Külte, Hakenberg 11a, Tel. 05691-7740

Michael Broicher
Facharzt für Allgemeinmedizin
D-35708 Haiger, Marktplatz 1, Tel./Fax 02773-940-30/-330,
praxis@broicher.de, www.broicher.de

Frank Buff
Arzt für Psychiatrie, Heilpraktiker
D-39319 Jerichow,
frankbuff@web.de

Walter Steege
Facharzt für Allgemeinmedizin, Psychotherapie, Naturheilkunde
D-42899 Remscheid, Eisernsteinstraße 16,
Tel./Fax 02191-569893/-55628,
carsten.steege@web.de

Dr. med. Willi Mast
Arzt für Allgemeinmedizin und Innere Medizin, Naturheilverfahren
D-45884 Gelsenkirchen, Schulz-Briesen-Straße 3,
Tel./Fax 0209-134228/-130743,
info@willimast.de, www.willimast.de

Dr. med. Werner Soehlmann
Facharzt für Innere und Allgemeinmedizin
D-47475 Kamp-Lintfort, Auguststraße 45,
Tel./Fax 02842-13440/-909505,
https://hausarzt-kamp-lintfort.de/team/dr-soehlmann/

Prof. h.c.(UA) Dr. med. dent. Bernd Maria Schlamann
Facharzt für Zahnmedizin und ganzheitliche Medizin, Professor für Naturheilverfahren, Heilpraktiker
D-48683 Ahaus-Alstätte, Haaksbergener Straße 25,
Tel. 02567-96000,
berndmaria@gmail.com, www.schlamann-paries.de

Dr. med. Katrin Schepers
Fachärztin für Allgemeinmedizin
D-53909 Zülpich, Kangasala-Straße 15, Tel. 02252-8329920

Dr. med. habil. Dr. rer. nat. Karl J. Probst
Privatärztliche Praxis für ganzheitliche Medizin
D-54294 Trier, Luxemburger Straße 148, Tel./Fax 0 651-7103622-1/-3,
vitalarzt@dr-probst.com, www.dr-probst.com

Dr. med. Christian Humburg
Arzt, Kinderarzt
D-55116 Mainz, Christofsstraße 2, Tel. 06131-232421

Bernhard Luft
Arzt, Homöopathie, Naturheilverfahren
D-55126 Mainz, Henri-Dunant-Straße 42, Tel. 06131-470518

Dr. med. Dieter Helling
Facharzt für Allgemeinmedizin, Psychotherapie, Naturheilverfahren, Homöopathie
D-56068 Koblenz, Casinostraße 46, Tel./Fax 0261-323-23/-35,
info@dr-helling-koblenz.de

Dr. med. Arnold Weidel
Facharzt für Allgemeinmedizin, alternative Heilmethoden
D-56170 Bendorf, Merowingerweg 1, Tel. 02622-15622,
dr.a.weidel@web.de

Dr. med. Gerd Bigus
Facharzt für Anästhesiologie, Naturheilverfahren, Homöopathie, Ayurvedische Medizin
D-56841 Traben-Trarbach, Wildbadstraße 201, Tel. 039394-183188,
g.bigus@dznatmed.de

Dr. med. Christoph Luyken
Facharzt für Allgemeinmedizin, Naturheilverfahren
D-58566 Kierspe-Rönsahl, Hauptstraße 69,
Tel./Fax 02269-660/-927665,
praxis-dr@luyken-roensahl.de

Dr. med. Thorsten Muthorst
Privatpraxis für ganzheitliche Medizin
D-63755 Alzenau, Am Hoersteiner Weg 17,
Tel./Fax 06023-31071-4/-3,
info@dr-muthorst.de, www.arzt-naturheilkunde.com

Dr. med. Andreas Puttich
Privatpraxis für Naturheilverfahren
D-64285 Darmstadt, Heidelberger Straße 44,
Tel./Fax 06151-30719-29/-33,
info@dr-puttich.de, www.dr-puttich.de

Arnold Peter Schneller
Praxis für komplementäre Schmerztherapie und chronische Erkrankungen
D-64319 Pfungstadt, Eicher Hauptstraße 29, Tel. 01577-9309232, peterschneller100@gmail.com

Dr. med. Marion Abeling
Fachärztin für Anästhesiologie, Physikalische und Rehabilitative Medizin
D-65812 Bad Soden am Taunus, Waldstraße 9,
Tel./Fax 06196-651610/-625,
marion-abeling@t-online.de

Dr. med. Eike Heinicke
Praxis für Naturheilkunde
D-66879 Reichenbach-Steegen, Hauptstraße 83,
Tel./Fax 06385-99-066/-3072,
heinicke@im-puls.info, www.naturmed-doc.de

Manfred van Treek
Arzt, Allgemeinmedizin, Naturheilverfahren, Umweltmedizin, Suchtmedizin
D-68519 Viernheim, Seegartenstraße 26, Tel. 06204-77884, vtvhm@t-online, www.praxisvantreek.de

Dr. med. Volkmar Ebel
Facharzt für Allgemeinmedizin, biologische Krebstherapie, Homöopathie
D-69469 Weinheim, Königsberger Straße 18-22,
Tel. 06201-16867/-340248,
dr.volkmar.ebel@gmx.de

Dr. med. Waltraud Kern-Benz
Fachärztin für Allgemeinmedizin, Reisemedizin, Naturheilverfahren, Umweltmedizin
D-70178 Stuttgart, Reinsburgstraße 35 a, Tel./Fax 0711-61-6495/-0013, praxis.kern-benz@gmx.de, www.praxis-kern-benz.de

Dr. med. Freimuth Hessenbruch
Fachärztin für Allgemeinmedizin
D-71394 Stetten/Kernen im Remstal, Klosterstraße 2,
Tel./Fax 07151-20644-60/-69,
sfhessenbruch@yahoo.de

Rainer Soeder
Facharzt für Allgemeinmedizin
D-71540 Murrhardt, Hörschbachstr. 51, Tel./Fax 07192-203-29/-95,
heinle_soeder@web.de

Dr. med. Johannes Freiherr von Redwitz
Facharzt für Allgemeinmedizin
D-73087 Bad Boll, Erlengarten 3, Tel./Fax 07164-1303-11/-12,
www.dr-v-redwitz.de

Dr. med. Christine Fladerer
Fachärztin für Allgemeinmedizin, Naturheilverfahren
D-73479 Ellwangen, Marienstr. 8, Tel./Fax 07961-9070-0/-20

Dr. med. Alexander Ehrhart
Arzt, Homöopathie, Traditionelle Chinesische Medizin (TCM),
Schmerztherapie
D-73525 Schwäbisch Gmünd, Katharinenstraße 9,
Tel./Fax 07171-68090/-36519,
dr.ehrhart@gmx.de, www.dr-ehrhart.de

Dr. med. Bernhard Klima
Facharzt für Innere Medizin, Naturheilverfahren
D-76532 Baden-Baden, Pariser Ring 37,
Tel./Fax 07221-9964-182/-184,
info@praxis-dr-klima.de, www.praxis-dr-klima.de

Dr. med. univ. Tatjana Mayer, Dr. med. B. Köhler
Praxis für ganzheitliche Medizin
D-79102 Freiburg im Breisgau, Brombergstraße 33,
Tel./Fax 0761-74547/-700327,
drtmayer@gmail.com

Dr. med. Nikolaus Thieme
Arzt, Homöopathie
D-79104 Freiburg im Breisgau, Hebelstraße 13, Tel. 0761-288055,
nikothieme@aol.com

Dr. med. Dipl.-Ing. Klaus-Dieter Beller
Facharzt für Pharmakologie und Toxikologie
D-79341 Kenzingen, Schulstraße 18, Tel. 07644-930660,
med-tec-beller@t-online.de

Dr. med. Michael Brandner
Arzt, Privatärztliche Allgemeinpraxis, Anthroposophische Medizin (GAÄD)
D-79379 Müllheim, Werderstrasse 60, Tel. 07631-9380013

Dr. med. Ralf Berg
Facharzt für Allgemeinmedizin, Naturheilverfahren, Homöopathie
D-79777 Ühlingen-Birkendorf, Berghausstraße 2, Tel./Fax 07743-217/-929593, info@praxis-bergdoktor.de, www.praxis-bergdoktor.de

Dr. med. Alexandra von Kühlmann
Praktische Ärztin, Homöopathie, Naturheilkunde
D-80335 München, Linprunstraße 56, Tel./Fax 089-1295-325/-148, a.bodhichitta@mnet-online.de

Dr. med. Norbert Kriegisch
Praktischer Arzt, Arzt für Naturheilverfahren
D-80801 München, Hohenstaufenstraße 1,
Tel./Fax 089-335337/-396356, https://dr-kriegisch.de/

Dr. Lars Kurvin
Facharzt für Orthopädie und Unfallchirurgie
D-80805 München, Osterwaldstraße 40/Eingang Schwedestraße,
Tel./Fax 089-322090-90/-91, praxis@dr-kurvin.de, www.dr-kurvin.de

Dr. med. Frieda Wichmann
Praktische Ärztin, Naturheilverfahren
D-80995 München, Feldmochinger Straße 230,
Tel./Fax 089-55275522/-1504587, dr.wichmann@yahoo.de

Dr. med. Alexander Hierl
Facharzt für Kardiologie und Innere Medizin
D-81396 München, Albert-Roßhaupter-Straße 2,
Tel./Fax 089-74118918/-7212739, info@dr-hierl.net, www.dr-hierl.net

Dr. med. Christoph Striebeck
Praktischer Arzt, Naturheilverfahren
D-82377 Penzberg, Im Thal 5, Tel./Fax 08856-7802,
dr.striebeck@striebeck.de

Anton Gräupner
Arzt für Naturheilverfahren
D-82467 Garmisch-Partenkirchen, Bahnhofstraße 36,
Tel./Fax 08821-57646/-948158,
email@arztpraxis-graeupner.de, www.arztpraxis-graeupner.de

Dr. med. Albin Beck
Arzt für Allgemeinmedizin und Naturheilkunde
D-83846 Bad Tölz, Wilhelmstraße 8,
Tel./Fax 08041-8567/-7929206,
drbeckalbin@web.de, www.doktor-beck.de

Dr. med. Walter Manz
Arzt, Internist, Naturheilverfahren, Homöopathie
D-86899 Landsberg am Lech, Danziger Platz 6,
Tel./Fax 08191-1412/-92006

Dr. med. Arnulf Fahl
Facharzt für Augenheilkunde, Praktischer Arzt,
Orthomolekularmediziner
D-87534 Oberstaufen, Färberweg 5, Tel./Fax 08386-9913-93/-43,
praxis@drmed-fahl.de, www.drmed-fahl.de

Dr. med. Hans Thiessen
Facharzt für Allgemeinmedizin, Chirotherapie, Naturheilverfahren
D-88138 Hergensweiler, Sennereiweg 3, Tel. 08388-204

Rainer Wyslich
Arzt, Privatärztliche Praxisgemeinschaft für ganzheitliche Medizin
D-88212 Ravensburg, Schussenstraße 2,
Tel./Fax 0751-3524-663/-664,
r.wyslich@web.de, www.ganzheitliche-heilung-rv.de

Dr. med. Wolfgang Pietrek
Facharzt für Allgemeinmedizin, Naturheilverfahren
D-88214 Ravensburg, Seestraße 12,
Tel. 0751-3525594, Fax 07529-634599

Dr. med. Andreas Thum
Facharzt für Orthopädie
D-88239 Wangen im Allgäu, Herrenstraße 31,
Tel./Fax 07522-912708,
www.drandreasthum.de

Dr. med. Birgit Frank
Praxis für klassische Homöopathie
D-88630 Pfullendorf-Großstadelhofen, Im Breitle 2,
Tel. 07552-1277,
dr.birgitfrank@web.de, www.ichmagbio.de

Dr. med. Giulia Hildegard Hauser-Tillmann
D-88677 Markdorf, Gutenbergstr. 1a
Tel./Fax 07544-2266/-73966
giulia@hauser-tillmann.com, www.hauser-tillmann.com

Dr. med. Hanns-Christoph Langmann
Arzt, Internist
D-90762 Fürth, Breitscheid-Straße 3, Tel. 0911-770170

Dr. med. Hendrik Hamer
Facharzt für Innere Medizin, Kardiologie und Pulmologie
D-91054 Erlangen, Südliche Stadtmauerstraße 25, Tel./Fax 09131-9777-20/-21, gerlachtcm@gmx.de, www.tcm-erlangen.de

Dr. med. Ulrich Strunz
D-91154 Roth, Allersberger Straße 54, Tel. 01805-787869,
service@strunz.com, www.strunz.com

Dr. med. Michael Worlitschek
Arzt für Allgemeinmedizin, Naturheilverfahren
D-94065 Waldkirchen, Marktrichterstraße 3,
Tel./Fax 08581-1001/-910320,
mw@worlitschek.eu

Dr. med. Hermann Wagner
Facharzt für Allgemeinmedizin, Naturheilverfahren
D-94255 Böbrach, Asbacher Straße 7, Tel./Fax 09923-778/-803138,
praxis@dr-hermann-wagner.de, www.dr-hermann-wagner.de

Dr. med. Günter H. Werner
Facharzt für Allgemeinmedizin
D-94405 Landau/Isar, Theresienhöhe 45, Tel. 09951-601275
Alexander-von-Humboldt-Klinik

Dr. med. Johannes Wilkens
D-95138 Bad Steben, Dr.-Gebhardt-Steuer-Straße 24,
Tel./Fax 09288-920-400/-108,
dr.wilkens@humboldtklinik.de, www.humboldtklinik.de

Dr. med. Wolfgang J. Margraf
Facharzt für Allgemeinmedizin, Naturheilverfahren
D-95444 Bayreuth, Wölfelstraße 6, Tel./Fax 0921-151308-1/-3,
info@praxis-margraf.de, www.praxis-margraf.de

Dr. med. Karl Lang
Facharzt für Allgemeinmedizin, Naturheilverfahren
D-95700 Neusorg, Luisenburgstraße 14, Tel. 09234-358,
heilgartencuranova@t-online.de

Dr. med. Berndt Rieger
Zentrum für Traditionelle europäische Medizin
D-96047 Bamberg, Markusstraße 5, Tel. 0951-9179944,
zentrumTEM@gmx.de, www.berndt-rieger.de

Erika-Christin Metzner
Fachärztin für Innere Medizin, praktische Ärztin,
Naturheilverfahren
D-96450 Coburg, Schloßberg 13 (OT Beiersdorf), Tel. 09561-511912

Dr. med. Thomas Scheller
Arzt für Naturheilverfahren
D-96450 Coburg, Heimatring 56, Tel./Fax 09561-30711/-30003,
dr.scheller@t-online.de

Dr. med. Nizar Barmo
Facharzt für Innere Medizin, Naturheilverfahren
D-96450 Coburg, Mühldamm 3, Tel./Fax 09561-90209/-99399

Dr. med. Friederike Werobèl
Fachärztin für Gynäkologie und Geburtshilfe, Naturheilverfahren
D-96450 Coburg, Viktoriastraße 9, Tel./Fax 09561-7955-42/-41,
info@werobel.de

Peter Jennrich
Facharzt für Allgemeinmedizin, Naturheilverfahren
D-97070 Würzburg, Marienstraße 1, Tel./Fax 0931-32922-07/-09,
peter_jennrich@yahoo.de, www.tierversuchsfreie-medizin.de

Dr. med. Leonhard Wecker
Praktischer Arzt, Homöopathie
D-97450 Arnstein, Thüringer Straße 13, Tel./Fax 09363-5051/-1383,
l.wecker@gmx.de

Dr. med. Waldemar Weber
Facharzt für Allgemeinmedizin, Naturheilverfahren, Chirotherapie, Homöopathie, Psychotherapie
D-97517 Rannungen, Ringstraße 19, Tel./Fax 09738-219/-1749,
post@dr-w-weber.de, www.dr-w-weber.de

Dr. med. Rainer Pließ
Praktischer Arzt, Homöopathie
D-97529 Sulzheim, Heckenweg 8,
Tel./Fax 09382-4708/-8476,
praxis@rainer-pliess.de

Dr. med. Jürgen Gehrke
Facharzt für Innere Medizin, Kardiologie, Naturheilverfahren
D-97688 Bad Kissingen, Von-der-Tann-Straße 7,
Tel./Fax 0971-710-71/-733,
info@gehrke-badkissingen.de, www.gehrke-badkissingen.de

Dr. med., Dr. rer. nat., Dipl. chem. Gosbert Weth
Facharzt für Innere Medizin und Schmerztherapie
D-97688 Bad Kissingen, Kapellenstraße 3,
Tel./Fax 0971-785-96270/-21173,
info@heliolux.info, www.dr-weth.com

Dr. med. Arno Schneider
Facharzt für Allgemeinmedizin, Naturheilverfahren, Homöopathie, Chirotherapie
D-97828 Marktheidenfeld-Michelrieth, Löwensteinstraße 12-15,
Tel./Fax 09394/801-0/-310,
dr.arno.schneider@naturklinik.com

Dr. med. Lutz Riedel
Facharzt für Allgemeinmedizin, Hausarzt
D-99518 Rannstedt, Dorfstraße 21, Tel. 036463-40318

Ärzte in Österreich/Schweiz

Dr. Veronika Königswieser
A-1140 Wien, Zehetnergasse 4/7,
Tel. +43-(01)1-03674570, Fax +43-(0)8109554137762
A-3011 Irenental/Tullnerbach, Klosterstraße 44/1,
Tel. +43-1-367 45 70

Dr. med. univ. Thomas Kroiss
Praktischer Arzt, Ganzheitsmedizin, Naturheilkunde
A-1230 Wien, Speisingerstraße 187, Tel. +43-(0)1-9825767,
kroiss@dr-kroiss.at, www.dr-kroiss.at

Dr. Andreas Faux
Arzt für Allgemeinmedizin, Arzt für klassische Homöopathie,
Schmerztherapie
A-4040 Linz, Schmiedegasse 14/6,
Tel. +43-(0)664-9763199,
Fax +43-(0)732-718628,
ordination@faux.at, www.faux.at

Dr. Franz Ratzenböck
Arzt für Allgemeinmedizin
A-4722 Peuerbach, Steegenstraße 5,
Tel./Fax +43-(0)7276-3066/-30667,
dora@oga.at

Dr. med. Helmut B. Retzek
Arzt für Allgemeinmedizin, klassische Homöopathie
A-4840 Vöcklabruck, Oberbleichfleck 2,
Tel./Fax +43-(0)7672-237-00/-12,
heli.retzek@homeopathy.at, www.homeopathy.at

Dr. med. univ. Werner Pohl
Facharzt für Innere Medizin
A-4840 Vöcklabruck, Stadtplatz 22, 2. Etage,
Tel./Fax +43-(0)7672-2544-5/-4,
pohl.w@medway.at, www.ganzheitsmed-pohl.at

Dr. med. Hermann Gisin
Diplom Innere Medizin
CH-4052 Basel, Malzgasse 25,
Tel. +41-(0)612715539, Fax +41-(0)612715559,
praxis.gisin@bluewin.ch

Dr. Christian Bouillaguet
Arzt
CH-6463 Brunnen, Bahnhofstrasse 51,
Tel. +41-(0)418203225

Dr. Martin Jennessen
Praktischer Arzt (CH), Notarzt, Facharzt für Allgemeinmedizin (D)
CH-9410 Heiden, Werdstraße 1a,
Tel./Fax +41-(0)71-898-6369/-6544,
Tel./Fax +49-2925-525-909/-910

Heilpraktiker

Bernd Kalz – Heilpraktiker
D-15868 Jamlitz/Ortsteil Leeskow, Dorfstraße 30A, Tel. 0172-3257281, somavit_online@gmx.de

Thomas Reiners – Heilpraktiker
D-26135 Oldenburg, Hutestr. 19, Tel. 0441-1815082,
mobil 0176-23346381, hpreiners@aol.com

Gerd Schnesche – Heilpraktiker
D-26180 Rastede, Steenkampsdamm 82, Tel. 04483-999725,
schnesche@gmx.net

Anke Bialucha – Heilpraktikerin
D-27283 Verden/Döhlbergen, In Rieda 21, Tel. 04231-9706680,
anke.bialucha@gmx.de

Alexa Nietfeld – Heilpraktikerin
D-30161 Hannover, Bödekerstraße 59, Tel. 0511-84904947,
mobil 0151-56539730, info@alexanietfeld.de, www.alexanietfeld.de

Nicola Koch – Heilpraktikerin
D-33154 Salzkotten-Mantinghausen, Lippestraße 15,
Tel.: 02948/9406001, info@hp-koch.de, www.hp-koch.de

Damaris Pfeiffer-Böhme – Heilpraktikerin, GAPS-Therapeutin
D-35080 Bad Endbach, Neue Siedlung 6,
Tel./Fax 02776-911918/-19,
dpfb@gmx.de, https://praxispraevention.de

Lutz Ulrich Flöth – Heilpraktiker, Chiropraxis
D-40212 Düsseldorf, Schadowplatz 16, Tel./Fax 0211-86286233/-34,
info@chiropraxis-floeth.de, www.chiropraxis-floeth.de

Wilfried Bales – Heilpraktiker
D-50825 Köln, Thielenstraße 29, Tel./Fax 0221-5504040/-5544,
info@heilpraxis-bales.de, www.heilpraxis-bales.de

Melanie Mennen – Heilpraktikerin
D-53947 Nettersheim-Tondorf, Brückweg 1, Tel. 0151-55311496, mmennen@online.de, www.mmennen.de

Fabian Hain – Heilpraktiker
D-61231 Bad Nauheim, Carl-Oelemann-Weg 9, Tel. 06032-925460, info@fabianhain.de, https://hain-badnauheim.de

Wolf-Alexander Melhorn – Heilpraktiker
D-73479 Ellwangen, Schloßsteige 21, Tel. 07961-51843, www.melhorn.de

Jean-Peter Lange – Heilpraktiker
D-74336 Brackenheim, Georg-Kohl-Str. 21,
Tel./Fax 07135-9345300/-301,
j_p_lange@yahoo.de, www.ichwerdegesund.de

Christina Popp – Heilpraktikerin
D-82178 Puchheim, Tannenstraße 130, Tel./Fax 089-89404398/-97, ChristinaPopp@gmx.de, www.christinapopp.de

Constance Senger-Kretschmann – Heilpraktikerin
D-85567 Grafing, Lagerhausstr. 13, Tel. 08092-2474106, constance.senger@web.de

Gabriele Dirr – Heilpraktikerin
D-86199 Augsburg, Spitzmahdstr. 23, Tel./Fax 0821-4556871/-73, info@naturheilpraxis-dirr.de, www.naturheilpraxis-dirr.de

Wolfgang Heinrich – Heilpraktiker
D-91054 Erlangen, Obere Karlstr. 18,
Tel./Fax 09131-208383/-9085898,
info@naturheilpraxis-heinrich.de, www.naturheilpraxis-heinrich.de

Helga Lohfink – Heilpraktikerin
D-96472 Rödental, Oeslauer Str. 132, Tel. 09563-721759

Susanne Pfeiffer – Heilpraktikerin
D-96515 Sonneberg, Beethovenstr. 18, Tel. 03675-427830

Apotheken

Margarethen-Apotheke
Apothekerin Jessica Larsen
D-20257 Hamburg, Luruper Weg 2, Tel./Fax 040-408362/-4918328,
margarethen-apotheke@web.de, www.margarethen-apotheke.de

Marien-Apotheke
Apotheker Niels Pudlo
D-26871 Papenburg, Hauptkanal rechts 100,
Tel./Fax 04961-4747/6377, www.marienapotheke-papenburg.de

Schloss-Apotheke Koblenz
Ilselotte Eichele, Dr. Otto Eichele, Dr. Annette Eichele
D-56068 Koblenz, Schlossstraße 17, Tel./Fax 0261-98825-50/-55,
team@schloss-apotheke-koblenz.de,
www.schloss-apotheke-koblenz.de

Apotheke am Markt
Apotheker Jens Boving
D-73479 Ellwangen, Marktplatz 18, Tel. 07961-2582,
kontakt@schwabengesundheit.de, www.schwabengesundheit.de

Elch-Apotheke
Apotheker Jens Boving
D-73479 Ellwangen, Marienstraße 25, Tel./Fax 07961-91510,
kontakt@schwabengesundheit.de, www.schwabengesundheit.de

Klösterl-Apotheke
Apotheker Johannes Zeise-Wallbrecher
D-80337 München, Waltherstraße 32a, Tel./Fax 089-543432-11/-77,
apotheke@kloesterl.de, www.kloesterl-apotheke.de

Arnika-Apotheke
Arzneimittelmanufaktur
D-82008 Unterhaching, Am Sportpark 5,
Tel./Fax 089-452468-468/-469,
manufaktur@arnika-apo.de, www.arnika-apo.de

Rathaus-Apotheke
Dr. Jürgen Dietrich
D-82031 Grünwald, Rathausplatz 1, Tel./Fax 089-6413573/-6492982,
service@apotheke-gruenwald.de, www.apotheke-grünwald.de

Schloss-Apotheke Aulendorf
Apotheker Matthias Stadler, Strophanthin-Apotheke
D-88326 Aulendorf, Hauptstraße 53, Tel./Fax 07525-9231-0/-20,
info@schloss-apotheke-aulendorf.de, www.strophanthin-apotheke.de

Apotheke Zur Mariahilf
A-1230 Wien, Perchtoldsdorfer Straße 5,
Tel./Fax +43-(0)1-86-59310/-95181,
bestellung@apo-mariahilf.at, https://mariahilfapo.at/

Hersteller

Maros Arznei GmbH
Dr. Norbert Brand, Alfons Warga
D-90765 Fürth, Erlanger Straße 38, Tel./Fax 0911-756579-0/-66,
info@maros-arznei.de, www.maros-arznei.de
(Urtinktur Strophanthus gratus)

Bezugsquellen

Strophanthus-gratus-Samen
https://shop.provitaspharma.com/de/strophanthin/samen/strophanthus-gratus-samen-ouabain

Strophanthus-gratus-Samen
https://www.sunshine-seeds.de/Strophanthus-gratus-55854p.html

Strophanthus-gratus-/Strophanthus-kombé-Samen
strophanthin-shop, Kievitplein, 2018 Antwerpen, Belgien,
https://www.strophanthus.shop

Urtinktur (Strophanthus gratus), Globuli
Teebrasil, Rua Paraiso 105/505, Maringa - Parana - Brazil, CEP 87005-260, Tel.. +55-(44)-9991-0109, *teebrasil@gmail.com, www.teebrasil.com*

(Strophanthin-Präparate dürfen nur auf Rezept abgegeben werden!)

Internet

www.cornavita.de – Startup-Unternehmen zur klinischen Entwicklung des Wirkstoffs Ouabain

http://news.doccheck.com – Suchwort: Strophanthin

www.fuerstenwerth.com – Webseite des Strophanthin-Experten Dr. Hauke Fürstenwerth

www.strophantus.de

Register